Docteur Paul BARÈGE

Cytologie

des Pleurésies

chez les Cardiaques et les Brightiques

LYON. — IMP. A. REY

CYTOLOGIE DES PLEURÉSIES

CHEZ LES CARDIAQUES ET LES BRIGHTIQUES

CYTOLOGIE DES PLEURÉSIES

CHEZ LES CARDIAQUES ET LES BRIGHTIQUES

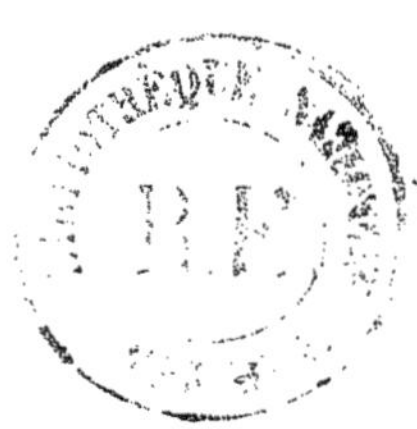

PAR

Le Dr Paul BARÈGE

———

LYON

A.REY & Cie, IMPRIMEURS-ÉDITEURS DE L'UNIVERSITÉ

4, RUE GENTIL, 4

1903

A MON PÈRE — A MA MÈRE

*Faible témoignage de ma sincère
reconnaissance et de ma pro-
fonde affection.*

A MA GRAND'MERE

A MES PARENTS

A MES AMIS

A Monsieur le Professeur CAUBET

Doyen de la Faculté de Médecine de Toulouse,
Membre du Conseil supérieur de l'Assistance publique,
Chevalier de la Légion d'honneur.

A mon Président de Thèse

Monsieur le Professeur SOULIER

Professeur de Thérapeutique à la Faculté,
Médecin honoraire des Hôpitaux.
Membre correspondant de l'Académie de Médecine,

A Monsieur le Docteur BARJON

Médecin des Hôpitaux.

INTRODUCTION

Le cyto-diagnostic est une méthode d'investigation
récente. Ce procédé de laboratoire nouveau, basé sur
des conceptions histologiques, est venu compléter avan-
tageusement les autres procédés employés jusqu'à ce
jour dans l'étude des liquides pathologiques des séreuses. Bien que récent, malgré toutes les hésitations
que l'on retrouve fatalement dans les débuts des décou-
vertes scientifiques, le cyto-diagnostic a déjà donné des
résultats très appréciables en clinique. Sa découverte
est venue apporter un appoint considérable au diagnostic. Les recherches cytologiques, généralisées à
toutes les séreuses, ont surtout porté sur la plèvre :
c'est sur la séreuse pleurale que l'on a obtenu les meilleurs résultats. Widal et Ravaut ont donné un schéma
qui reste vrai dans la majorité des cas, où se trouvent
résumées sous trois groupes les différentes formules
pleurales : 1° formule tuberculeuse ; 2° formule mécanique ou cardiaque ; 3° formule inflammatoire.

Ces recherches ont été reprises à Lyon dans le laboratoire de M. le professeur Bondet par M. le docteur
Barjon, médecin des hôpitaux, et M. Cade, chef de
clinique. Ces deux auteurs ont étudié soigneusement
les variations qu'éprouvent les formules cytologiques

dans le cours des diverses affections. En particulier, dans le groupe des pleurésies cardiaques et brightiques, ils ont démontré que la formule mécanique ne convenait pas toujours à ce genre d'épanchement et que, dans certains cas, on retrouvait la formule de la pleurésie inflammatoire: et c'est ainsi qu'ils ont créé la formule de la pleurésie par infarctus.

M. BARJON a bien voulu nous confier l'étude de la formule cytologique des pleurésies chez les cardiaques et les brightiques. Non content de nous inspirer notre sujet, il s'est mis à notre entière disposition pour nous procurer tous les documents qui nous étaient nécessaires ; ses conseils éclairés ont considérablement facilité notre tâche. Aussi sommes-nous heureux de pouvoir lui exprimer ici notre sincère gratitude.

M. le professeur SOULIER a bien voulu accepter la présidence de notre thèse : nous tenons à le remercier du grand honneur qu'il nous a fait.

CYTOLOGIE DES PLEURÉSIES

CHEZ LES CARDIAQUES ET LES BRIGHTIQUES

CHAPITRE PREMIER

LA PLEURÉSIE CHEZ LES CARDIAQUES ET LES BRIGHTIQUES

On ne saurait séparer dans l'étude des complications pleurales, les cardiaques des brightiques. Les uns et les autres présentent des épanchements pleuraux à pathogénie similaire. Il est du reste très difficile en clinique de ranger tel ou tel malade dans la classe des cardiaques ou dans celle des brightiques, car les lésions aussi bien que les symptômes cardiaques et rénaux sont associés de telle façon qu'on ne peut dire ce qui revient à l'un ou à l'autre ; dans certains cas, cette association est plus ou moins tardive et secondaire ; dans d'autres, elle apparaît d'emblée et résulte de l'évolution parallèle d'un processus morbide commandé par une cause commune. La question est encore pendante entre les partisans des deux théories : les uns faisant dériver l'hypertrophie cardiaque observée chez les brightiques de la lésion rénale : les autres admettant que le rein et le cœur subissent simultanément l'effet d'une même cause morbide : l'artério-sclérose.

Chez les cardiaques et les brightiques on peut observer des épanchements pleuraux de caractères cliniques
et de pathogénies variables. On a coutume de diviser
ces épanchements en actifs et passifs. L'épanchement
passif constitue l'hydrothorax. C'est une sorte de transsudation mécanique de sérosité, analogue à celle qui se
produit dans le tissu cellulaire sous-cutané à la suite des
affections cardiaques, des néphrites chroniques, ou encore les états cachectiques et constituant ce que l'on
désigne sous le nom d'œdème. Or l'œdème a pour caractère principal d'être symétrique et d'intéresser de
chaque côté les membres similaires : de même l'hydrothorax, qui n'est qu'une simple transsudation pleurale
occupe les deux côtés du thorax. D'ailleurs, la réparti-
tion du liquide n'est pas égale dans les deux plèvres, et
certaines conditions, le décubitus latéral, par exemple,
expliquent la prédominance pour l'un ou pour l'autre
côté. L'hydrothorax n'est en somme qu'une véritable
hydropisie de la plèvre : c'est un symptôme survenant
à titre de complication au cours d'une affection cardiaque ou rénale : il s'établit sournoisement, graduellement, sans fièvre et sans douleur.

L'hydrothorax cardiaque survient presque toujours
chez un mitral ou dans une très ancienne affection
aortique. Il complique rarement l'insuffisance tricuspidienne secondaire à une affection pulmonaire. L'hydrothorax se retrouve aussi au cours de certaines cachexies, chez les cancéreux notamment. En tout cas
il ne se montre qu'à une période tardive de l'affection
cardiaque.

L'autopsie montre la plèvre intacte sans exsudats

fibrineux. On trouve seulement une infiltration gélati-
niforme du tissu sous-séreux. Le poumon sous-jacent
ne présente pas d'altérations très appréciables.

A quoi est dû l'hydrothorax ? Probablement à un
facteur purement mécanique : la stase veineuse semble
jouer un grand rôle dans sa production. Néanmoins,
ce facteur mécanique n'explique pas l'hydrothorax des
néphrites aiguës et des cachexies. Il faut alors faire
intervenir un élément nerveux ou une dyscrasie pro-
duisant une irritation pleurale, incapable toutefois
d'aboutir à l'inflammation vraie, c'est-à-dire à la pleurésie. On retrouve ici toutes les incertitudes qui règnent
sur la pathogénie des œdèmes. Peut-être l'hydrothorax purement mécanique est-il plus rare qu'on ne le
suppose.

La pleurésie inflammatoire présente des caractères
bien différents à tous les points de vue ; la pleurésie
mécanique est passive : ici nous notons un élément
actif qui est le point de départ de l'inflammation pleurale;
l'une n'est constituée que par des transsudats, l'autre,
par des exudats.

D'une façon générale, ce qui distingue la pleurésie
inflammatoire de l'hydrothorax, au point de vue clinique, c'est qu'elle est en générale unilatérale et siège du
côté droit, qu'elle est plus fréquente que l'hydrothorax
et que, contrairement à celui-ci, elle peut se rencontrer
lorsque l'affection cardiaque est encore peu accusée, ou
tout au moins ne se manifeste que par des troubles de
peu d'importance.

L'hydrothorax vient s'établir sournoisement, sans
symptômes apparents: il faut le rechercher pour le trou-

ver. La pleurésie débute souvent par un point de côté, de la dyspnée, des crachats hémoptoïques. Mais il s'en faut de beaucoup que ce dernier caractère clinique soit constant, et la pleurésie inflammatoire peut très bien évoluer à la façon de l'hydrothorax. Tel est le cas de plusieurs de nos observations.

L'anatomie pathologique nous montre également des différences importantes entre la pleurésie et l'hydrothorax ; tandis que dans ce dernier la plèvre reste lisse, dans la pleurésie, au contraire, elle a une coloration brun noirâtre, due à un infarctus sous-jacent, les deux feuillets pleuraux présentent des brides molles et des exsudats fibrineux, indice d'un travail inflammatoire autour de l'infarctus.

Le point de départ de cette inflammation pleurale se trouve dans le poumon, et la pleurésie n'est en somme que la résultante d'une altération du parenchyme sous-jacent. Cette altération est variable. Mais celle qui est de beaucoup la plus fréquente est l'infarctus, dont l'influence pleurogène a été si nettement démontrée par divers auteurs.

Cet infarctus agit quelquefois par une irritation purement mécanique : c'est alors une véritable pleurésie aseptique. Le plus souvent cette asepsie n'existe pas l'infarctus renferme de nombreux microbes qui viennent infecter la plèvre, d'autant mieux que les voies respiratoires des cardiaques sont plus ou moins malades et contiennent toujours de très nombreux bacilles. La plèvre réagit de la même façon qu'elle réagira dans toutes les infections, dans la pneumonie notamment. Parmi toutes les causes donnant naissance à l'apoplexie

pulmonaire, ce sont les maladies organiques du cœur
qui occupent la première place et, parmi elles, les lésions
auriculo-ventriculaires gauches, surtout le rétrécisse-
.ment mitral. Celui-ci entraîne la dilatation des cavités
droites du cœur et favorise la stase sanguine : des cail-
lots sanguins se forment ainsi, surtout dans l'oreillette
droite, devenant pour l'avenir la source d'infarctus
hémorragiques.

D'après certains auteurs, les affections aortiques se
compliqueraient rarement d'infarctus. Telle n'est pas
l'opinion de Bucquoy, qui déclare que les apoplexies
pulmonaires s'observent fréquemment chez les sujets
atteints d'affections athéromateuses de l'aorte.

Dans ce cas, l'infarctus serait le fait d'une throm-
bose développée dans les petits vaisseaux bronchiques
ou dans une artère lobulaire atteinte d'artério-sclérose.
Nous rapportons plusieurs observations où les malades
atteints d'athérome, sans lésions mitrales, ont néanmoins présenté des pleurésies par infarctus.

Dans quelques cas, par le fait d'une infection secondaire, l'infarctus peut suppurer ou même se sphacéler,
et l'épanchement pleural revêt les mêmes caractères de
suppuration ou de gangrène.

Mais il ne faut pas croire que l'infarctus nettement
circonscrit soit la seule cause de pleurésie : dans nos
observations, nous relevons plusieurs cas de pleurésies
inflammatoires où l'altération du poumon était constituée par un infarctus diffus festonné, analogue à ceux
décrits par MM. Renaut et Honnorat. Dans d'autres cas,
c'était une simple congestion tantôt intense, tantôt plus
ou moins discrète, et à peine décelable, avec un épan-

chement léger, par l'ausculation soigneuse des bases.

Telles sont les deux grandes variétés de pleurésies observées chez les cardiaques et les brightiques.

Il faut observer, toutefois, que toute pleurésie survenant chez un cardiaque ne se rattache pas d'emblée à la maladie de cœur.

L'épanchement peut survenir, par exemple, à l'occasion d'une attaque intermittente de rhumatisme polyarticulaire aigu. Dans d'autres cas, la pleurésie cardiaque se rattache non à l'affection du cœur, mais à la cause qui a engendré la cardiopathie.

Telles sont les pleurésies infectieuses ou toxiques qui accompagnent les endocardites ulcéro-végétantes malignes.

Le diagnostic des épanchements pleuraux chez les cardiaques et les brightiques ne présente pas de difficultés en tant que diagnostic de l'épanchement proprement dit : celui-ci s'affirme par les signes classiques et bien connus de tous les épanchements dans la plèvre. Mais il n'en est pas de même lorsqu'il s'agit de préciser à quelle variété d'épanchement pleural on a affaire. Le point de côté violent, la dyspnée, les crachats hémoptoïques qui accusent la présence d'un infarctus pulmonaire font très souvent défaut : d'ailleurs nous avons vu que la simple congestion suffit pour déterminer une pleurésie inflammatoire et dans ce cas, on a encore moins de chance de préciser un diagnostic sur la nature de la pleurésie.

Dans l'incertitude où l'on se trouve de distinguer un hydrothorax d'une pleurésie inflammatoire par les signes cliniques, il n'est pas étonnant qu'on ait cherché à retirer des preuves plus certaines de l'étude du liquide épanché. Pendant longtemps on s'est basé sur les caractères physico-chimiques de l'exsudat. Et voici ce qu'indiquent les auteurs classiques : le liquide de l'hydrothorax, analogue à celui des œdèmes, diffère sensiblement du sérum du sang. Il est plus riche en eau, mais il contient moins d'albumine, moins de sels minéraux et plus de chlorure de sodium. Il est citrin et remarquable par sa faible densité : elle n'atteint pas en général 1015. Le. liquide de l'hydrothorax n'est constitué que par de la simple sérosité ; comme il n'y a eu aucune réaction inflammatoire vive du côté de la plèvre, la fibrine fait totalement défaut, aussi ne voit-on pas se produire la réaction de Rivolta, lorsqu'on verse quelques gouttes du liquide retiré par la ponction dans un verre contenant de l'acide acétique étendu d'eau : on ne constate aucun précipité de fibrine. L'inverse se produira dans une pleurésie inflammatoire.

Mais les caractères physico-chimiques du liquide ne sont guère suffisamment précis pour poser un diagnostic ferme. Aussi a-t-on cherché des preuves encore plus évidentes. Ces preuves, on les a trouvées dans les études cytologiques qui sont venues jeter un grand jour sur la question et faciliter singulièrement le diagnostic.

Le cyto-diagnostic consiste à reconnaître la nature d'un liquide pathologique d'après la qualité des éléments cellulaires qu'on y rencontre. Cette méthode nouvelle de diagnostic est due à Widal et à son élève Ravaut (Widal et Ravaut, *Société de biologie*, 30 juin 1900 et *Congrès international de Paris*, 1900). Elle est basée sur les principes suivants : en présence d'une irritation

quelconque, les tissus réagissent; mais cette réaction
ou inflammation ne se fait pas au hasard ; elle est sou-
mise à des lois, et elle se présente toujours sous le
même aspect. Dans une inflammation, les éléments
cellulaires qui réagissent surtout sont les éléments
venus du sang, les leucocytes. Mais, suivant la nature
de l'irritation ce ne sont pas les mêmes leucocytes qui
interviennent dans tous les cas : ce sont tantôt les mononucléaires, tantôt les lymphocytes, tantôt les polynucléaires. Ce qui se passe dans le tissu conjonctif, nous
le retrouvons dans les espaces séreux enflammés, notamment dans la plèvre : étant donné de la sérosité pleurale, nous pouvons dire d'après les éléments cellulaires
qu'elle contient à quelle variété de pleurésie nous avons
affaire. Toute une série de communications faites à la
Société de biologie (1900-1901) par MM. Widal, Ravaut,
Sicard, Achard, ont montré que l'examen cytologique
des épanchements dans les cavités séreuses pouvait
fournir d'utiles renseignements à la clinique, en permettant de faire un diagnostic rapide de l'affection.

Au point de vue qui nous occupe, la première formule
des épanchements pleuraux survenus chez des cardiaques ou des brightiques est due à MM. Widal et Ravaut. Elle a été longuement développée dans la thèse de
M. Ravaut. Mais ces auteurs n'ont envisagé qu'un des
côtés de la question : la cytologie des épanchements
pleuraux d'origine purement mécanique. Ce sont MM.
Barjon et Cade qui, les premiers, ont appelé l'attention
sur la formule cytologique spéciale des pleurésies par
infarctus *(Société de biologie,* 22 juin 1901). Dès lors,
la question du cyto-diagnostic des pleurésies cardiaques

se trouvait posée sous une forme complète et nouvelle,
car on demandait à la cytologie non seulement d'opposer les pleurésies cardiaques aux autres pleurésies, mais
encore de scinder en deux parties le groupe des pleurésies cardiaques. Depuis cette première communication,
de nombreuses et patientes recherches sont venues confirmer l'exactitude de la formule trouvée par les deux
auteurs lyonnais. Ravaut, notamment dans sa thèse, a
observé des faits analogues.

Nous nous proposons naturellement d'étudier dans
ce travail ces deux groupes de formules cytologiques
bien distinctes : nous verrons qu'il y a place aussi pour
une troisième formule, intermédiaire aux deux précédentes. Ces diverses recherches nous montreront l'appoint considérable pour le diagnostic que peuvent nous
apporter ces différentes formules. Car, alors que des
signes cliniques ne nous permettent pas d'établir l'existence d'un infarctus, l'analyse cytologique peut trancher la question. Il y a surtout un intérêt pratique à
faire un diagnostic précis entre les deux variétés de
pleurésies, car, quoique reconnaissant la même étiologie
ces épanchements diffèrent par leur marche, leur pronostic et surtout leur traitement ; la pleurésie mécanique relève de la thérapeutique de l'asystolie en général,
la pleurésie par infarctus du traitement des pleurésies
inflammatoires.

CHAPITRE II

FORMULE DES ÉPANCHEMENTS MÉCANIQUES

Nous avons vu dans notre premier chapitre que la pathogénie de l'hydrothorax était assez difficile à éluder, et qu'il n'était pas toujours facile d'expliquer cette variété d'épanchement par des causes purement mécaniques ; dans les néphrites aiguës, notamment, on est obligé de faire intervenir un élément inflammatoire retentissant sur la plèvre. Cet agent inflammatoire agit, peut-être, beaucoup plus souvent qu'on ne pense pour expliquer la plupart de ces pleurésies qu'on considérait autrefois comme absolument mécaniques. Et on est même en droit de se demander si l'hydrothorax de cause mécanique existe réellement et si on ne doit pas l'expliquer par une inflammation lente et torpide de la plèvre. Peut-être l'hydrothorax n'est que la phase ultime d'une pleurésie par congestion ou infarctus au début de laquelle on n'a pas assisté et qui n'a laissé comme trace de son passage que de la sérosité pleurale sans réaction appréciable de la plèvre et du poumon.

Néanmoins comme l'hydrothorax débute sournoisement et que son influence sur l'état général est à peu près nulle, on peut continuer à lui donner le nom de pleurésie mécanique pour réserver celui d'inflammatoire aux pleurésies évoluant avec fracas et réaction fébrile. Et c'est à ce titre que nous étudierons sa formule cytologique.

Les premières recherches cytologiques datent de la communication de MM. Widal et Ravaut à la *Société de Biologie*, le 30 juin 1900. Voici les points importants signalés par ces deux auteurs : les pleurésies mécaniques survenant chez les cardiaques, les brightiques peuvent être considérées comme des pleurésies aseptiques. Elles sont caractérisées par la présence au sein de l'épanchement de grandes cellules endhothéliales tombées de la surface de la séreuse.

La coloration à l'éosine hématéine est celle qui met le mieux en évidence le caractère de ces cellules. Leurs dimensions énormes par rapport aux globules rouges et aux leucocytes les font remarquer au premier coup d'œil jeté sur la préparation : elles sont isolées ou soudées par groupe de deux, trois, quatre éléments et même plus.

Isolées, elles sont de volume variable et leur noyau est en général assez nettement circulaire. Leur protoplasme uniforme est teinté, mais moins imprégné que le noyau par la matière colorante : leur contour général est presque toujours nettement circulaire. Soudées, elles forment des placards plus ou moins étendus, qui sont l'élément le plus caractéristique de cette variété de pleurésies.

Les cellules qui prennent part à la constitution de ces placards confondent leur protoplasme. La limite de chacune d'elles au niveau de leur fusion reste souvent invisible par les procédés de coloration.

Le contour de ces placards est en général polycy-
clique, parfois bilobé. Lorsque l'épanchement est jeune,
ces placards sont parfois tellement abondants, qu'ils
couvrent presque tout le champ du microscope. Plus
tard, ils diminuent de nombre et sont encadrés par de
nombreux lymphocytes qui affluent dans l'épanchement. Il faut souvent alors fouiller avec attention toute
la préparation pour retrouver quelques groupes de cellules soudées dont l'aspect est si caractéristique.

Une préparation doit toujours être examinée dans sa
totalité et, lorsque les placards sont clairsemés, on a
tout intérêt à user d'abord d'un objectif ordinaire pour
les dépister et à employer ensuite un objectif à immer-
sion pour les étudier.

MM. Widal et Ravaut rapportent douze cas de pleurésies mécaniques où ils ont toujours constaté des placards endothéliaux. A mesure que l'épanchement
vieillit, un certain nombre de ces cellules deviennent
hydropiques, se flétrissent, se vacuolisent et présentent
des altérations variables et bien connues. On finit par
trouver à côté des cellules normales des éléments volumineux, amorphes, sans noyaux, véritables cellules
endothéliales nécrosées.

En somme, ce qui caractérise les épanchements mécaniques, c'est la présence au sein du liquide de nombreuses cellules endothéliales, soit isolées, soit le plus
souvent réunies en placards. MM. Widal et Ravaut
insistent beaucoup sur la présence de ces placards. Car
alors même qu'on trouverait d'autres éléments cellulaires différents d'elles, les cellules endothéliales impli-
quent l'origine purement mécanique de l'épanchement

pleural : on n'en retrouverait, du moins, en si grand
nombre, ni dans les pleurésies tuberculeuses, ni dans
les pleurésies inflammatoires. Il faut noter toutefois
que ces cellules endothéliales peuvent changer d'aspect
et être masquées par d'autres éléments cellulaires.
M. Ravaut, dans sa thèse, arrive à des conclusions analogues.

MM. Barjon et Cade ont repris ces études dans le
laboratoire de M. le professeur Bondet. Tout en arri-
vant à des résultats à peu près identiques, ces deux
auteurs ont montré que la première interprétation de
cette formule devait être élargie, parce que la cellule
endothéliale pouvait se rencontrer ailleurs que dans
les épanchements mécaniques. Ils ont aussi insisté sur
les variations que l'on pouvait rencontrer.

La technique suivie à Lyon diffère de celle de Paris.
Les auteurs parisiens conseillent les préparations sèches
obtenues de la façon suivante : le liquide retiré par
ponction est défibriné, ou bien un caillot s'étant formé
on l'agite avec des perles de verre pour mettre en sus-
pension dans le liquide les éléments cellulaires. Ce
liquide est centrifugé et le culot obtenu est étalé sur
des lames de verre.

Cette technique est bonne, quoique les éléments
soient souvent altérés par une dessiccation qui n'est
jamais très rapide en raison de la quantité du liquide
qui reste mêlé aux éléments cellulaires. MM. Barjon et
Cade conseillent d'abandonner la méthode de la défibrination. Cette méthode est longue, on ne peut examiner un liquide que plusieurs heures après la thora-
centèse.

Les cellules s'altèrent d'autant. Il reste toujours dans le liquide une grande quantité de petits flocons fibrineux qui se mêlent aux éléments figurés pendant la centrifugation de manière à donner un dépôt sale. On peut prévenir la coagulation par l'emploi d'extrait de têtes de sangsues. Le mieux est d'avoir à sa disposition un centrifugeur rapide permettant d'obtenir un dépôt suffisant après une ou deux minutes. On obtient les meilleurs résultats en examinant tous les liquides de suite après la ponction, et en centrifugeant avant qu'aucune coagulation se soit produite.

Nous ne nous étendrons pas plus longtemps sur cette question de technique, et nous renvoyons à la thèse de notre camarade, le Dr Chevrant (Lyon 1902), où l'on trouvera tous les renseignements à ce sujet.

L'aspect du liquide retiré par la ponction exploratrice ou évacuatrice de la plèvre du cardiaque ou du brightique peut être assez variable. Tantôt il s'agit d'un liquide très clair, citrin peu coagulable ; tantôt au contraire, le liquide est plus trouble, assez souvent sanguinolent. Dans le premier cas, le culot obtenu par centrifugation est peu considérable ; dans le second, le culot est très notable, souvent teinté par le sang. De cet aspect on peut déjà tirer quelques déductions au sujet de la nature et même des caractères cytologiques de l'épanchement considéré. Les liquides clairs, citrins sont ordinairement très pauvres en éléments cellulaires, et caractérisés par la formule dite de l'hydrothorax, c'est-à-dire contenant surtout des cellules endothéliales, quelques globules rouges et quelques lymphocytes. Absence constante de polynucléaires. Les liquides

troubles, sanguinolents, peuvent offrir des formules
assez variables, mais sont toujours très riches en cellules, surtout en placards endothéliaux et assez souvent
aussi en polynucléaires.

MM. Barjon et Cade ont surtout insisté sur les modifications éprouvées par les cellules endothéliales et la
difficulté souvent très grande de différencier ces cellules
des grands mononucléaires. Ces derniers existent, cela
n'est pas douteux, mais ils sont relativement rares. La
distinction est surtout difficile entre le grand mononucléaire et la cellule endothéliale isolée et altérée ; car
on n'a pas trouvé encore de réaction colorante qui per-
mette de faciliter le diagnostic. Les cellules endothéliales sont très altérables et cela de plusieurs façons.
Tantôt elles se gonflent démesurément, deviennent pâles
avec un contour très arrêté, un noyau diffus. La distinction est facile. Tantôt elles se vacuolisent, prennent un
contour irrégulier, le noyau se désagrège peu à peu,
tout l'élément se colore mal, mais la distinction est encore possible.

Enfin, parfois ces cellules se déchiquettent par leur
bord, elles perdent peu à peu leur protoplasma qui ne
se colore plus ou très mal et restent composées d'un
noyau large, présentant une coloration violette diffuse,
entouré d'une très mince bande de protoplasma à peu
près incolore. Cette dernière forme ressemble tout à
fait à un grand mononucléaire.

Toutes ces formes de passage permettent de croire
que beaucoup d'auteurs ont pu se tromper sur l'interprétation de ces éléments et attribuer à des mononucléaires
ce qui n'était que des cellules endothéliales modifiées.

Nous reproduisons dans notre chapitre V un certain nombre d'observations concernant des pleurésies mécaniques : quelques-unes ont été vérifiées par l'autopsie; pour les autres, les signes cliniques permettaient d'établir nettement un diagnostic d'hydrothorax simple. Un certain nombre d'entre elles présentent des points importants à considérer. Leur comparaison semble démontrer que l'épanchement du cardiaque ou du brightique n'a pas une formule univoque et que la proportion relative des éléments cellulaires qu'on y rencontre est très variable suivant les cas. Cette variabilité de constitution du dépôt cellulaire s'observe non seulement d'un malade à l'autre, mais encore d'une plèvre à l'autre et souvent d'une ponction à la suivante.

De ces observations il semble résulter qu'on retrouve toujours dans les épanchements mécaniques des cellules endothéliales et des lymphocytes. Les cellules endothéliales constituent l'élément essentiel : ce sont elles qui attirent l'attention par leur abondance et aussi par leur mode de groupement. Les lymphocytes jouent un rôle secondaire, et ils peuvent dans certains cas être un obstacle au diagnostic, surtout lorsqu'on les constate en grand nombre. On retrouve dans ce cas une formule qui a quelque analogie avec celle de la pleurésie tuberculeuse. Dans certains cas il semble que ces lymphocytes des pleurésies mécaniques ne proviennent pas du sang ou de la lymphe et qu'on se trouve en présence d'une de ces pseudo-lymphocytoses décrites par Patella. Nous reviendrons sur cette question dans notre chapitre VI. Enfin, on rencontre aussi d'autres éléments cellulaires sans valeur diagnostique

appréciable, tels que des globules rouges, des mononucléaires, quelquefois des polynucléaires, mais ces
derniers en très petit nombre.

Les cellules endothéliales et les lymphocytes présentent un certain nombre de variations intéressantes.

Les cellules endothéliales se rencontrent le plus souvent en placards: mais elles peuvent se trouver isolées.
En général, on les rencontre dès le début, mais elles
peuvent manquer pour n'apparaître qu'à la suite d'une
ponction ultérieure (Obs. II, première ponction de la
plèvre droite). Très nombreuses au début, elles peuvent
diminuer par la suite (Obs. X, première ponction
70 pour 100 ; deuxième ponction, 5o pour 100) ; quelquefois, au contraire, on peut les voir augmenter lors
des ponctions successives (Obs. XXII).

Le nombre des lymphocytes est sujet lui aussi à des
variations ; en général, ils sont peu abondants, surtout
au début (Obs. IV, 3 pour 100). Ils manquent parfois
(Obs. V, VI). On les voit quelquefois augmenter à la
suite d'une ponction (Obs. X, première ponction 29
pour 100 ; deuxième ponction, 47 pour 100.)

Si l'on compare maintenant les variations réci-
proques des cellules endothéliales et des lymphocytes,
on remarque : 1° Le nombre des lymphocytes peut
s'accroître parallèlement à la diminution des cellules
endothéliale (Obs. X, d'une ponction à l'autre les cellules endothéliales tombent de 70 à 5o pour 100 et les
lymphocytes montent de 29 à 47 pour 100.)

2° Le nombre des lymphocytes peut diminuer parallèlement à la diminution des cellules endothéliales.
(Obs. XIII, Plèvre gauche. Les lymphocytes entre deux

ponctions tombent de 71 à 69 pour 100 et les cellules endothéliales de 34 à 26 pour 100).

3° Les lymphocytes peuvent préexister à l'apparition des cellules endothéliales. (obs. II. Plèvre droite, première ponction).

. 4° Les lymphocytes qui normalement sont en nombre inférieur, du moins au début, aux cellules endothéliales, peuvent d'emblée leur être supérieurs et simuler la formule cytologique de la pleurésie tuberculeuse (Obs. III. Lymphocytes 77,5 pour 100, cellules endothéliales 17 pour 100. Obs. XIV. Lymphocytes 75 pour 100, cellules endothéliales 21 pour 100. Dans ce dernier cas, le diagnostic a été d'autant plus difficile que le malade avait un passé pulmonaire assez accusé).

Telles sont les variations des éléments cellulaires qu'on peut observer d'une ponction à l'autre.

Ces variations, nous les retrouvons souvent d'une plèvre à l'autre : un malade atteint d'hydrothorax double peut très bien avoir une formule différente pour chacune de ses plèvres, bien que l'étiologie de sa pleurésie soit la même dans les deux cas (Obs. II. Plèvre droite : Lymphocytes sans cellules endothéliales. Plèvre gauche : Lymphocytes et cellules endothéliales. Obs. XIII Plèvre gauche : Lymphocytes 71 pour 100, cellules endothéliales 34 pour 100. Plèvre droite : cellules endothéliales 59 pour 100, lymphocytes 38 pour 100. Dans le premier cas, prédominance de la formule lymphocytaire ; dans le second, au contraire, les cellules endothéliales l'emportent).

Ces simples considérations démontrent bien la grande variabilité de la formule cytologique des pleurésies mécaniques. Néanmoins, ce qui reste constant dans la majorité des cas, c'est la prédominance des cellules endothéliales soit isolées, soit réunies en placards. Cela présente une grande valeur au point de vue du diagnostic.

EN RÉSUMÉ, le liquide d'un épanchement mécanique simple est le plus souvent clair, citrin, parfois aussi légèrement sanguinolent. Le culot obtenu par centrifugation est léger. Les globules rouges sont en quantité variable, les éléments nucléés peu abondants.

La formule peut être ainsi schématisée :

Cellules endothéliales.	.	60 à 80 pour 100
Lymphocytes . . .	.	20 à 40 »
Petits mononucléaires	.	4 à 5 »
Polynucléaires . . .	.	1 à 2 »

Les polynucléaires peuvent être complètement absents, de même que les petits mononucléaires. Parfois les cellules endothéliales constituent la presque totalité des éléments nucléés ; d'autrefois, mais plus rarement, les lymphocytes sont prédominants.

Toutefois, malgré l'importance réelle qu'on doit attacher à la présence des cellules endothéliales dans un liquide épanché, nous verrons en traitant du diagnostic des pleurésies cardiaques par la cytologie qu'on ne doit pas les considérer comme absolument pathognomoniques d'une pleurésie mécanique.

CHAPITRE III

FORMULE DES ÉPANCHEMENTS CONGESTIFS ET INFLAMMATOIRES

La pleurésie inflammatoire chez les cardiaques et les brightiques peut être causée par trois facteurs : 1° l'infarctus circonscrit de Laënnec; 2° l'infarctus diffus-festonné de Renaut et Honnorat; 3° la congestion pulmonaire soit intense, soit discrète. Ces épanchements si différents de l'hydrothorax par leur pathogénie présentent une formule cytologique absolument typique.

Cette formule a été bien mise en évidence par les travaux de MM. Barjon et Cade, exposés dans différentes communications *(Bulletin de la Société de biologie*, 22 juin 1901 ; *Province médicale*, 1901 ; *Lyon médical*, 1901). Ces communications ont été reprises et résumées dans les *Archives générales de médecine* (octobre 1902). Dans leurs communications initiales, ces deux auteurs font remarquer la richesse en éléments cellulaires du liquide pleural et surtout l'abondance des *polynucléaires*, qui constituent au moins le tiers des éléments figurés, les cellules endothéliales étant en nombre restreint. Les malades qui avaient présenté une telle formule furent trouvés porteurs, à l'autopsie, d'infarctus circonscrit. La conclusion qui s'imposait, était que toute pleurésie survenant chez un cardiaque

ou un brightique et dont le liquide offrait une polynucléose manifeste avait pour point de départ une apoplexie pulmonaire.

Mais cette formule était incomplète, car elle ne pouvait s'appliquer qu'à un groupe limité de pleurésies,
les pleurésies par infarctus de Laënnec. Mais bientôt.
de nouvelles recherches ont permis de généraliser la
formule. MM. Barjon et Cade, dans une communication
à la *Société médicale des hôpitaux de Lyon* (mars 1902)
ont démontré, avec plusieurs observations à l'appui,
que l'on retrouvait toujours de nombreux polynucléaires
non seulement dans les cas d'infarctus vrai, mais encore
dans les cas d'infarctus diffus et de congestion pulmonaire plus ou moins accusée.

Depuis cette constatation a été confirmée de divers
côtés. M. Ravaut avait insisté, dans sa thèse, sur des
faits analogues. Le polynucléaire est un nouvel élément
qui vient se surajouter aux cellules endothéliales et aux
lymphocytes. Sa présence signifie toujours congestion
ou infarctus. Néanmoins, les congestions pulmonaires
et les infarctus des cardiaques ne sont pas les seuls à
donner cet aspect spécial au liquide pleurétique et les
embolies pulmonaires de causes diverses, en provoquant
probablement des infarctus, déterminent des épanchements à formule semblable. C'est ainsi que M. Ravaut,
dans sa thèse, signale une malade atteinte de phlébite
et qui présenta une pleurésie contenant des cellules
endothéliales et surtout beaucoup de polynucléaires.

Sans revenir sur la question de technique suivie pour
l'étude des préparations, nous signalerons toutefois ce
fait que la défibrination du liquide diminue le pour-

centage des polynucléaires, comme M. Ravaut le reconnaît lui-même. Bien que, d'après Sabrazès, la différence ne dépasse guère 3 à 4 pour 100, on a tout intérêt à avoir sous le champ du microscope le plus de polynucléaires possible, surtout dans les cas douteux ; une diminution de ces éléments, pour si infime qu'elle soit, peut être souvent un obstacle au diagnostic. Au reste, M. Barjon rapporte diverses observations où l'erreur a été considérable (jusqu'à 25 pour 100).

Nous renvoyons au chapitre V pour consulter un certain nombre d'observations se rapportant à des pleurésies inflammatoires survenues chez des cardiaques ou des brightiques. Leur comparaison nous permettra de tirer d'importantes conclusions.

Tout d'abord, il faut remarquer que la plupart des liquides examinés sont hémorragiques, ou tout au moins très riches en globules rouges. Une objection qui vient naturellement à l'esprit est que les polynucléaires, loin d'avoir une valeur particulière, proviennent simplement du sang épanché. Mais on peut noter que dans les observations XVII et XX, le liquide n'est pas hémorragique et cependant la même formule subsiste. De plus, dans une communication à la *Province médicale* (6 juillet 1901), MM. Barjon et Cade rapportent l'observation d'un artério-scléreux et d'un tuberculeux : dans le premier cas, le liquide contenait 41.500 globules rouges par millimètre cube ; dans le second, 35.250 ; or, dans aucun de ces épanchements on n'a trouvé de polynucléaires. L'objection ne saurait donc se soutenir, et la présence des polynucléaires a une réelle valeur diagnostique.

On a dit aussi que la présence des polynucléaires en grand nombre éveillait l'idée d'une infection. Cela est vrai pour l'une de nos observations (XX) où l'on a constaté une infection secondaire de la plèvre gauche, susceptible même d'aboutir à la purulence du liquide. Il est à remarquer que cette infection n'a été constatée qu'à la seconde ponction, et que la première avait néanmoins donné 87 pour 100 de polynucléaires. Du reste, dans toutes les autres observations, nous n'avons pas noté de traces d'infection. Ce fait a été également noté par M. Ravaut dans sa thèse, qui n'a jamais constaté de microbes dans de pareils épanchements.

La quantité des polynucléaires est essentiellement variable. Ces variations sont tout d'abord proportionnelles à l'étendue de la lésion pulmonaire sous-jacente. Lorsque la congestion est peu intense, les polynucléaires sont peu nombreux, mais au fur et à mesure qu'elle augmente, la quantité de ces derniers devient plus considérable et, dans les pleurésies avec infarctus pulmonaire qui sont les plus riches en ces éléments, on peut en trouver jusqu'à 95 pour 100. C'est un facteur très important que l'acuité plus ou moins grande des lésions. La polynucléose varie suivant le degré de la réaction inflammatoire et fébrile. Plus cette réaction est intense, plus les polynucléaires sont abondants : c'est une tentative de défense de l'organisme par diapédèse des polynucléaires.

Les intéressantes recherches de M. Julliard mettent bien ce fait en évidence dans les hydrocèles à évolution torpide, très pauvres en éléments cellulaires. Si on fait une ponction et, *a fortiori*, si cette ponction est suivie d'une injection iodée, on voit apparaître une quantité énorme de polynucléaires. Le même phénomène se produit dans les articulations après une ponction même aseptique. Les polynucléaires vont ensuite en diminuant jusqu'à disparaître. Il ne se fait pas de nouvel apport, parce que la cause qui a provoqué leur irruption ne se renouvelle pas. La même chose se passe dans la plèvre, l'influence de la ponction étant en moins. Les polynucléaires affluent en plus ou moins grand nombre au moment de la poussée inflammatoire du début, puis disparaissent peu à peu. Si la pleurésie évolue en poussées successives, ils peuvent persister plus longtemps, parce qu'ils se renouvellent en partie.

Fait plus intéressant encore, mis en lumière par M. Julliard : dans la hernie étranglée les choses se passent en sens inverse. Plus on a attendu longtemps avant d'intervenir, plus le liquide exsudé dans le sac contient de polynucléaires. Et si, dans ce cas, les polynucléaires vont en augmentant au lieu d'aller en diminuant, c'est que la cause qui provoque la réaction inflammatoire, l'étranglement, persiste et même s'accentue jusqu'à ce que l'obstacle ait été levé.

Cette marche en sens inverse des polynucléaires dans la pleurésie et dans la hernie étranglée est très instructive et démontre le lien qui unit ce phénomène à la réaction inflammatoire.

Quand on examine des épanchements pleuraux datant de plusieurs semaines on trouve, à chaque fois, une formule cytologique très voisine de la précédente, ou n'en différant que par des points de détail.

Il n'en est pas de même si on examine systématiquement plusieurs fois les pleurésies à leur début. On constate alors que d'un jour à l'autre la formule cytologique varie dans de notables proportions, qu'elle peut même s'inverser complètement et qu'enfin, après quelques oscillations, elle prend une forme définitive,

Ces variations du début portent sur les polynucléaires et sont très importantes à connaître, parce qu'elles peuvent induire en erreur le diagnostic. L'observation XXII nous en offre un exemple frappant. Il s'agit d'une femme atteinte d'insuffisance mitrale en état d'hyposystolie. Elle prend un jour un point de côté, de la dyspnée. Elle fait un épanchement dans la plèvre gauche d'abord, puis dans la plèvre droite. Ces deux épanchements sont examinés dans les deux ou trois jours qui suivent leur production. Leur formule est à peu près semblable. Voici celle de la plèvre droite :

1re ponction :

    Polynucléaires . . . . . 55,5 o/o
    Lymphocytes 11
    Cellules endothéliales . . . 33,5

2e ponction :

    Polynucléaires . . . . . 6 o/o
    Lymphocytes et petits mono. 3,5
    Cellules endothéliales . . . 90,5

Les polynucléaires ont disparu et ont été remplacés par des cellules endothéliales. De même, dans l'observation XXIV : les polynucléaires tombent de 18 à 8 pour 100, tandis que les cellules endothéliales montent de 58 à 78 pour 100.

Comment se fait cette régression des polynucléaires?
Elle se fait par destruction, par cytolise. Ils sont
détruits par le liquide dans lequel ils baignent et ne
sont pas remplacés. Cette destruction est assez rapide,
et dès qu'on examine un épanchement datant seulement de quinze jours, *a fortiori* dans ceux plus avan-
cés, on trouve des polynucléaires en voie de régression.
Ils sont caractérisés par des vacuoles dans le p roto -
plasma, un contour irrégulier, une coloration moins
franche, puis plus tard par une fragmentation du noyau
avec disparition totale du protoplasma.

Cette disparition des polynucléaires, remplacés par
des cellules endothéliales, permet de supposer que
l'hydrothorax n'est peut-être que la phase intime d'une
pleurésie par congestion ou infarctus au début de
laquelle on n'a pas assisté et dont la formule s'est modi-
fiée avec le temps. Et ainsi la cytologie semble confirmer ce que nous disions au début de notre second chapitre sur la pathogénie des épanchements mécaniques.

Le nombre des polynucléaires est donc subordonné
à deux facteurs cliniques importants: 1° l'acuité et
l'étendue des lésions; 2° le début de l'affection. Nous
ne parlons pas de l'influence de la ponction : car si
cette dernière agit d'une façon très évidente sur les
petites séreuses, comme la vaginale, elle ne semble
guère modifier la formule dans les séreuses de grande
dimension comme la plèvre, si toutefois l'asepsie a été
suffisante. Les polynucléaires peuvent être d'emblée
très abondants, surtout lorsque l'épanchement survient
à la suite d'un infarctus ou d'une congestion pulmonaire
très marquée. Ultérieurement ils pourront diminuer

de nombre et disparaître presque complètement. D'autres fois, mais plus rarement, on verra le chiffre, d'abord très faible, s'élever à un taux, d'ailleurs variable sous l'influence d'une poussée congestive ou inflammatoire. Dans l'observation XX par exemple, où l'épanchement a du reste subi la transformation purulente, nous avons noté une ascension très rapide du taux des polynucléaires qui arrivèrent à constituer la presque totalité des éléments cellulaires de l'exsudat (99 p. 100).

Nous venons d'étudier les variations du polynucléaire qui constituent l'élément cellulaire type de la pleurésie inflammatoire des cardiaques et des brightiques. A côté de cet élément essentiel, l'exsudat pleural contient d'autres cellules dont l'importance est moindre au point de vue du diagnostic : ce sont des cellules endothéliales, des lymphocytes, quelquefois des mononucléaires.

Les cellules endothéliales ne jouent ici qu'un rôle secondaire et semblent reléguées au second plan, elles s'altèrent et s'isolent facilement.

Néanmoins elles manquent rarement : mais elles peuvent être réduites à des proportions infimes (Obs. XV et XIX, 1 pour 100. Obs. XVII, 6 pour 100). D'une plèvre à l'autre on peut observer des variations (Obs. XX, plèvre droite : polynucléaires 10 pour 100, cellules endothéliales 34 pour 100 ; plèvre gauche : Polynucléaires 87 pour 100, cellules endothéliales, 3 pour 100. D'un côté, prédominance des cellules endothéliales, de l'autre polynucléose manifeste). Enfin, nous ne reviendrons pas sur les modifications de la formule exposée plus haut où nous avons noté l'abondance des cellules endothéliales venues remplacer les polynucléaires.

Les lymphocytes se trouvent, eux aussi, en nombre bien moins considérable que dans les pleurésies mécaniques. Dans nos observations, ils oscillent en général entre 2 et 9 pour 100., Toutefois nous en notons 47 pour 100 dans l'observations XVII et dans l'observation XX (ponction de la plèvre droite), ils ont atteint 56 pour cent.

Enfin nous constatons quelquefois l'apparition de mononucléaires. Nous avons déjà insisté sur la difficulté de la distinction entre ces éléments et les cellules endothéliales isolées. La plupart du temps, ce ne sont autre chose que ces derniers éléments plus ou moins altérés : leur rôle semble être identique. Leur valeur diagnostique semble être restreinte. Il est à remarquer que le taux élevé de ces grands mononucléaires coexiste très souvent avec un chiffre très notable de polynucléaires (Obs. XVI, XVII, XIX).

En résumé, le liquide des épanchements congestifs ou inflammatoires est souvent hémorragique et ordinairement riche en éléments cellulaires. Les épanchements de ce type sont caractérisés par leur richesse en *polynucléaires*. Ceux-ci peuvent aller de 20 à 95 pour 100. Aux polynucléaires on trouvent associées le plus souvent des cellules endothéliales. Par sa richesse en polynucléaires, cette formule se rapproche de celle des pleurésies inflammatoires, la pleurésie pneumonique notamment. Elle s'oppose nettement à celle de l'hydrothorax, pauvre en polynucléaires, très riche en cellules endothéliales. Il est donc possible, même en l'absence de

signes cliniques, de savoir si un épanchement pleural
survenant chez un cardiaque ou un brightique est un
hydrothorax simple ou une pleurésie par infarctus.
L'analyse cytologique suffit pour trancher ce diagnostic.

CHAPITRE IV

FORMULE MIXTE

Nous venons d'étudier deux formules cytologiques bien distinctes dans les pleurésies évoluant au cours d'une affection cardiaque ou rénale : la première caractérisée par la présence des cellules endothéliales, la seconde par les polynucléaires. Il est incontestable que classification des formules cytologiques cardiaques ou brightiques en deux groupes va faciliter de beaucoup le diagnostic : en se reportant à l'un ou l'autre de ces tableaux, on peut dire tout de suite à quel genre de pleurésie on a affaire. Malheureusement, cette schématisation est un peu artificielle ; cette distinction entre les deux groupes de formules n'est pas toujours aussi tranchée qu'on le voudrait. Il existe en effet de nombreux cas limites ou intermédiaires difficiles à ranger dans telle ou telle classe.

Nous publions à la suite plusieurs observations dans lesquelles il est facile de constater la distribution irrégulière des éléments cellulaires au sein des liquides étudiés. Dans les uns, il y a prédominance marquée des cellules endothéliales ; d'autres fois, ce sont les lymphocites ou les polynucléaires qui l'emportent. Dans presque toutes on retrouve ces trois éléments mélangés en

proportion variable. Enfin, nous pouvons noter la présence, souvent en assez grand nombre, de grands et
petits mononucléaires, alors que dans les formules précédemment étudiées, ces éléments étaient plutôt rares,
ou même faisaient défaut.

Nous sommes donc amené à considérer un troisième
type de formule cytologique et, avec notre maître,
M. Barjon, nous l'appellerons formule mixte; car, par
sa constitution, elle est nettement intermédiaire aux
deux précédentes : ce qui la caractérise, en effet, c'est
la présence des polynucléaires et des cellules endothéliales, auxquels se surajoutent d'autres cellules. Cette
nouvelle formule n'est pas d'une importance secondaire, car c'est elle qu'on observe dans la plupart des
cas.

Nous nous proposons d'exposer rapidement sa constitution, ses variations et surtout d'en tirer des conclusions utiles pour le diagnostic.

La constitution de la formule mixte est variable : le
plus souvent nous y rencontrons des cellules endothéliales, des lymphocytes, des polynucléaires et des mononucléaires. Les cellules endothéliales y sont en proportion élevée : on les voit osciller entre 70 et 90
pour 100. Les lymphocytes atteignent 20 ou 30 pour 100.
Quant aux polynucléaires, on en rencontre de 10 à
20 pour 100.

Les grands mononucléaires atteignent 48 pour 100
dans l'observation XXI, 27 pour 100 dans l'observation XXII (1re ponction, plèvre gauche). Nous trouvons
signalés de petits mononucléaires dans diverses observations, parfois en nombre notable (10,4 pour 100,

Obs. XXIII). M. Barjon désigne, sous le nom de petits mononucléaires, des leucocytes de petite taille pourvus d'un seul noyau et d'un protoplasma périphérique nettement appréciable. Mais la distinction entre les petits mononucléaires et les lymphocytes est souvent artificielle, et on peut facilement les confondre dans l'examen d'une préparation.

Dans deux observations nous notons la présence d'éosinophiles, 2 pour 100 dans l'observation XXIV (1re ponction), 10 pour 100 dans l'observation XXV.

La formule mixte est donc caractérisée par la présence d'éléments cellulaires de nature et de nombre variables.

Nous trouvons de nombreuses variations dans le pourcentage des cellules, en comparant les diverses observations. Les mononucléaires peuvent faire totalement défaut (Obs. XXIV) ; d'autres fois, ce sont eux qui prédominent et cela d'une façon très notable dans l'observation XXI (48 pour 100). Les petits mononucléaires ne sont jamais suffisamment nombreux pour qu'on leur prête une valeur diagnostique réelle.

Les polynucléaires, à l'inverse de ce qui se passe dans les pleurésies par infarctus, ne semblent jouer qu'un rôle secondaire. Dans l'observation XXII, néanmoins, nous les voyons prédominer dans les deux premières ponctions ; mais dans les ponctions ultérieures leur nombre diminue notablement et tombe à 6 pour 100. Remarquons la coexistence de l'augmentation des polynucléaires et celle des grands mononucléaires (XXI, XXII).

Les lymphocytes, eux aussi, sont en petit nombre :

dans l'observation XXIV néanmoins on en constate 24 pour 100. Mais remarquons qu'à la ponction suivante ce nombre est réduit de moitié.

Les éléments qui semblent prédominer, et sur lesquels notre attention est immédiatement attirée, sont les cellules endothéliales qui, ici comme dans l'hydrothorax, occupent la première place. Elles se présentent isolées ou réunies en volumineux placards. Dans presque toutes les observations, sauf dans l'observation XXI, elles s'affirment comme les éléments essentiels et caractéristiques. Un fait intéressant est la modification dans le nombre de ces cellules, d'une ponction à l'autre. Sous une influence inconnue, les cellules endothéliales peuvent augmenter dans des proportions considérables. Mais le plus souvent les polynucléaires présentent en même temps des variations dans leur pourcentage : en général ils suivent une marche inverse des cellules endothéliales et ils diminuent notablement (Obs. XXII, XXIV).

Les différentes observations que nous reproduisons ne paraissent pas établir qu'il existe d'une plèvre à l'autre des modifications importantes de la formule. Nous rapportons deux cas de pleurésie double ou nous avons noté la même formule cytologique. Dans l'une et l'autre plèvre, c'est toujours la même prédominance des cellules endothéliales. Néanmoins on ne saurait généraliser d'après un exemple aussi restreint ; nous avons vu, en étudiant la formule des hydrothorax, qu'un malade, atteint d'épanchement pleural double, peut avoir une formule différente pour chacune de ses plèvres.

La formule mixte se présente sous **deux aspects diffé-**
rents : elle est primitivement mixte, c'est-à-dire qu'elle
présente d'emblée sa constitution typique et qu'on ne
peut la classer ni dans le groupe des pleurésies mécaniques, ni dans celui des pleurésies par infarctus.
Dans un second cas elle ne devient mixte que secondai-
rement, c'est-à-dire qu'elle offre tout d'abord les caractères d'une des deux formules précitées, mais elle se
modifie bientôt sous l'influence des transformations
plus ou moins rapides dont l'épanchement peut être le
siège au cours de l'évolution de la maladie.

Cette seconde variété est très importante ; la formule
cytologique, en effet, est le témoin intime des réactions
qui se passent au sein de la plèvre ; elle peut, dès lors,
nous fournir d'utiles renseignements. Une pleurésie,
dont la formule cytologique est exclusivement compo-
sée de cellules endothéliales, se range immédiatement
dans la classe des hydrothorax ; mais si nous notons
l'apparition de polynucléaires en nombre plus ou moins
abondants, nous songeons tout de suite à la possibilité
d'un infarctus ayant infecté la plèvre. L'inverse peut
nous indiquer qu'une pleurésie inflammatoire a évolué
à l'état d'inflammation lente et torpide.

Quelle importance devons-nous attribuer à la formule primitivement mixte ? Avec M. Barjon nous dirons
que cette formule mixte, cette association des cellules
endothéliales avec les lymphocytes et les polynucléaires parait avoir une grande valeur et, dans plusieurs
cas difficiles, le diagnostic de cardiopathie basé sur elle
a trouvé sa confirmation à l'autopsie. Dans les six
observations que nous publions, les malades présentent

des symptômes très nets de lésions cardiaques ou rénales. On ne trouve pas dans leurs antécédents d'autres
affections capables d'expliquer l'épanchement dont ils
sont porteurs. Pas de tuberculose, sauf dans l'observation XXII, où il semble que l'on découvre des traces
d'induration ancienne du sommet droit. Mais l'inoculation du cobaye a été négative au point de vue tuberculose. L'autopsie de ce malade démontre clairement
que l'épanchement pleural est dû à des lésions cardio-
vasculaires.

La formule primitivement mixte s'applique donc
aux épanchements cardiaques ou brightiques. Elle
semble indiquer une phase de transition au cours de
l'évolution de la cardiopathie, la transformation de
l'inflammation vraie caractérisée par les polynucléaires
en inflammation torpide et lente caractérisée par les
cellules endothéliales. Elle paraît être l'indice d'une
congestion pulmonaire légère qui a pu se produire avant
qu'on ait observé le malade, et qui a guéri sans laisser
d'autres traces que ces polynucléaires qu'on retrouve
mélangés aux cellules endothéliales.

En tout cas, elle nous montre bien qu'il ne faut pas
vouloir trop schématiser les formules cytologiques ; il
est une foule d'intermédiaires dont nous devons toujours
tenir compte dans l'interprétation des résultats, sous
peine de n'aboutir qu'à de simples hypothèses sans
valeur.

CHAPITRE V

OBSERVATIONS

Nous réunissons dans ce chapitre un certain nombre d'observations dues à l'obligeance de M. le Dr Barjon. Nous les avons divisées en trois groupes, chaque groupe correspondant à une des formules que nous avons étudiées. Dans le premier, nous plaçons les observations qui se rapportent à la formule mécanique ; dans le second, celles qui ont trait aux pleurésies congestives ou inflammatoires. Le troisième groupe est réservé à la formule mixte.

Premier groupe. — Formule mécanique

OBSERVATION I

M, B..., soixante-douze ans. Salle B. Teissier, no 5.

Artério-sclérose et athérome. — Myocardite chronique. — Dilatation du cœur droit. — Œdèmes. — Cachexie cardiaque. — Epanchement pleural à la base gauche.

Pas d'antécédents. Depuis quatre mois, oppression qui a augmenté depuis quatre ou cinq jours. Les jambes sont enflées. Toux peu fréquente, expectoration peu abondante. Le thorax présente les déformations de l'emphysème. Râles muqueux nombreux surtout aux bases. Au cœur, on note une arythmie considérable, des battements épigastriques. Pas de souffles. Turgescence et pouls veineux des jugulaires.

Terminaison. — Mort. L'*autopsie* montre que le cœur est gros; dilatation des oreillettes, du ventricule droit. Le myocarde est décoloré et dur. Sur les vaisseaux, signes d'athérome, surtout à l'aorte. A gauche, plèvre lisse, sans fausses membranes. Pas d'infarctus pulmonaire.

Examen du liquide pleural. — Liquide clair, pauvre en éléments figurés. Formule : Quelques lymphocytes et cellules endothéliales, assez nombreuses.

OBSERVATION II

F. B..., soixante-dix ans. Salle Saint-Augustin, no 25.

Artério-sclérose. — Myocardite. — OEdèmes. — Hydrothorax double.

Rien de particulier à signaler dans les antécédents. Entre dans le service pour oppression et gonflement des membranes inférieures.

Au cœur, arythmie assez marquée. Premier bruit assourdi. Pas de souffles. Artères rigides. Pouls irrégulier. Epanchement dans les deux plèvres, ayant évolué sans réaction fébrile, dans la plèvre droite d'abord, puis dans la gauche.

Inoculation. — Quatre cobayes ont été inoculés sans résultat.

Terminaison. — Malade sorti ; état stationnaire.

Examen du liquide pleural. — Liquide citrin, peu fibrineux, pauvre en éléments. Plusieurs examens cytologiques :

a) 9 novembre 1900. — Plèvre droite : uniquement des lymphocytes (pas de cellules endothéliales). ;

b) 16 novembre 1900. — Plèvre gauche : lymphocytes et cellules endothéliales.

c) 21 février 1901. — Plèvre droite : lymphocytes et cellules endothéliales. Quelques globules rouges dans tous les examens.

OBSERVATION III

Malade de la clientèle de **M.** le professeur Teissier.

Diagnostic clinique. — Néphrite chronique. — Emphysème ancien. — Poussée récente de bronchite catarrhale. Hydrothorax droit ayant évolué sans réaction fébrile.

Ancun signe de tuberculose.

Examen du liquide pleural. — Liquide clair, citrin. Par centrifugation on obtient un culot blanchâtre, assez abondant.

Formule :

Globules rouges.	66,5 o/o
Eléments nucléés	33,5

dont

Lymphocytes. . . . . , . . .	75,5 o/o
Cellules endothéliales.	17
Grands mononucléaires	3
Polynucléaires	2

OBSERVATION IV

M. . Salle Saint-Augustin, n° 13.

Néphrite chronique. — Œdèmes. — *Hydrothorax.*

Le malade entre dans le service pour œdèmes et essoufflement. Le cœur gauche est hypertrophié. Bruit de galop. Léger disque d'albumine. Pouls dur, tendu. Epanchement pleural à droite.

Examen du liquide pleural. — Liquide jaune, citrin, clair, légèrement mousseux, non fibrineux. Pas de coagulation après six heures. Très peu d'éléments cellulaires.

Formule :

Cellules endothéliales.	65 o/o
Globules rouges	32
Lymphocytes et mononucléaires. . .	3

1 ou 2 polynucléaires très douteux dans toute la préparation.

OBSERVATION V

L. N..., soixante-sept ans. Salle Saint-Augustin, n° 34.
Artério-sclérose. — Néphrite. — Hydrothorax droit.

Pas d'antécédents héréditaires. Marié : Cinq enfants vivants, Trois morts en bas âge. A vingt-deux ans, chancre syphilitique. N'a pas eu d'accidents depuis. Un peu d'éthylisme. Depuis deux ou trois ans, œdème des membres inférieurs, palpitations, dyspnée d'effort. Il y a un an a eu une néphrite.

Actuellement, le cœur semble legèrement hypertrophié. Pas de galop.

En arrière, à la base droite, signes d'un épanchement ayant évolué sans fièvre ni aucune réaction. Pouls régulier.

Terminaison. — Malade sorti du service non amélioré.

Examen du liquide pleural. — Liquide clair, citrin, très pauvre en éléments cellulaires. Contient seulement des cellules endothéliales à l'exclusion d'autres éléments cellulaires.

OBSERVATION VI

A. B..., quarante-six ans. Salle B. Teissier, n° 16.
Rétrécissement mitral. — Hémiplégie droite avec aphasie passagère. — Hémiplégie gauche persistante. — Épanchement pleural léger de la base droite.

Pas d'antécédents héréditaires ni personnels. A toujours été très nerveuse depuis sa ménopause. Depuis cette époque, est sujette aux palpitations, vertiges et céphalée. Le 30 janvier dernier a eu une attaque de paralysie du côté droit, avec aphasie. Cet état a duré deux jours. Le 2 février, nouvelle attaque du côté gauche. Depuis, n'a pu se servir de ses membres gauches. A l'auscultation du cœur, roulement diastolique, mais pas de dédoublement net du second bruit. Arythmie assez marquée.

Terminaison. — Malade sort dans un état stationnaire.

Examen du liquide pleural.
Quelques globules rouges.
Grande quantité de cellules endothéliales.
Pas de lymphocytes ni de polynucléaires.

OBSERVATION VII

C. C..., vingt-deux ans. Salle Saint-Augustin, n° 23.
Néphrite post diphtérique. — Epanchement pleural gauche.
Il y a quatre ans, a eu une angine diphtérique. Depuis son angine, se plaint de faiblesse générale, de crampes. A des vertiges, des troubles de la vue, saigne facilement du nez. Œdème des malléoles, bouffissure des paupières. Le cœur est hypertrophié. Pas de bruit de galop. Disque d'albumine dans les urines. Présente au bout de quelques jours des signes d'épanchement dans sa plèvre gauche. L'épanchement est ponctionné, mais se reproduit quelques jours après.
Terminaison. — Le malade est emmené par sa famille malgré la gravité de son état.
Examen du liquide pleural. — Peu d'éléments cellulaires.
Quelques globules rouges.
Quelques lymphocytes.
Rares cellules endothéliales.

OBSERVATION VIII

J.-M. D..., cinquante-trois ans. Salle Saint-Augustin, n° 41.
Mal de Bright. — Epanchement pleural droit.
A l'âge de douze ans a eu la fièvre typhoïde. Depuis, céphalées très vives, constipation opiniâtre. Pas d'alcoolisme. La maladie actuelle a débuté, il y a quatre ans, par de la polyurie, des vertiges, de la diminution de la vue. Pas de diplopie. Quelques temps après, les jambes ont enflé d'une façon considérable· Oppression respiratoire.

On a constaté, à ce moment, de l'albuminurie. Le malade entre dans le service pour une aggravation de son état, surtout pour sa dyspnée. Le cœur est hypertrophié; bruit de galop net.

A présenté, au bout de quelques jours, un épanchement dans sa plèvre droite.

Terminaison. — Le malade est emmené par sa famille dans un état grave.

Examen du liquide pleural. — A deux reprises : le 29 décembre 1900 et le 7 janvier 1901. Peu d'éléments cellulaires. Quelques globules rouges, quelques cellules endothéliales.

OBSERVATION IX

Ph. R..., soixante-trois ans. Salle B. Teissier, nᵒ 3.

Artério-sclérose. — Aortite. — Myocardite. — Albuminurie. — Epanchement pleural gauche.

Mère morte d'affection cardiaque. Pas de maladie dans sa jeunesse. Opérée, il y a quinze ans, d'un polype utérin. Depuis deux ou trois ans se plaint d'oppression, a des palpitations au moindre effort.

A l'examen du cœur, à la pointe, un léger souffle post-systolique ne se propageant pas vers l'aisselle. A la base, retentissement du second bruit. Emphysème. Dyspnée. On note bientôt de l'arythmie et de l'aggravation de la dyspnée qui prend le type de Cheyne-Stokes. Disque d'albumine dans les urines. Epanchement pleural dans la plèvre gauche ayant évolué insidieusement.

Terminaison. — Mort. (Opposition à l'autopsie.)

Examen du liquide pleural. — Liquide séro-fibrineux sanguinolent.

Contient :

Globules rouges abondants.

Quelques lymphocytes.

Nombreuses cellules endothéliales.

OBSERVATION X

G..., Salle B. Teissier, n° 14.

Myocardite.— Asystolie. —Epanchement pleural gauche.

Aucun antécédent tuberculeux. Palpitations et essoufflement depuis plusieurs mois. Actuellement, on note de l'œdème des membres inférieurs. Arythmie marquée. Affaiblissement du premier bruit du cœur. Epanchement dans la plèvre gauche. Pas d'ascite.

Inoculation au cobaye. — Négative.

Terminaison. — La malade quitte le service améliorée.

Examen du liquide pleural. — Première ponction, le 12 avril 1902.

Formule cytologique :

Lymphocytes	29 o/o
Globules rouges	1
Cellules endothéliales	70

Deuxième ponction, le 21 avril 1902 :

Lymphocytes	47 o/o
Cellules endothéliales	5o
Polynucléaires	1
Eosinophiles	2

OBSERVATION XI

J. P... cinquante-quatre ans. Salle Saint-Augustin, n° 33.

Mal de Bright. Epanchements léger et récent de la base droite.

Pas d'antécédents. Léger degré d'éthylisme. L'affection actuelle a débuté par un coup de froid. Actuellement on note de l'oppression, des signes d'enphysème et de bronchite chronique. A la base droite, léger épanchement. Au cœur, tachycardie et arythmie. A la région sus-apexienne, bruit de galop. Pouls en hypertension. Léger disque d'albumine.

Terminaison. — Mort. A *l'autopsie,* on constate que les reins sont petits et scléreux. Le cœur est hypertrophié et dilaté. Athérome aortique. Lésions mécaniques dans les deux poumons et, en outre, un petit infarctus à la base du poumon droit, mais récent et certainement postérieur à la ponction.

Examen du liquide pleural :

        Cellules endothéliales. . . . 82 o/o
        Lymphocytes 15
        Petits mononucléaires . . . 1
        Polynucléaires 1

OBSERVATION XII

R... Salle Saint-Augustin, no 37.

Diagnostic clinique. — Mal de Bright. Hypertrophie et dilatation du cœur. Léger épanchement pleural de la base droite.

Inoculation au cobaye. Négative.

Examen du liquide pleural — Liquide clair, citrin.

Formule :

        Lymphocytes . . . . 23 o/o
        Polynucléaires 2
        Cellules endothéliales 75

Beaucoup de globules rouges.

OBSERVATION XIII

M... Salle Saint-Augustin, n° 38.

Diagnostic clinique — Artério-sclérose — Néphrite interstitielle — Myocardite — Epanchement pleural bi-latéral.

Inoculation au cobaye. — Négative au point de vue tuberculose

Examen du liquide pleural.

a) Plèvre gauche, 4 août 1902 — Liquide sanguinolent. Le culot obtenu par centrifugation est assez épais.

Formule cytologique :

Lymphocytes . . . . . . 71 o/o
Cellules endothéliales 34   avec des placards de 3 à 6 éléments.
Polynucléaires . . . • . . 3
Eosinophiles 2

b) Plèvre droite. 13 août 1902. — Liquide présente les mêmes caractères macroscopiques que celui de la plèvre gauche, mais contient beaucoup de globules rouges.

Formule :

Cellules endothéliales. . . . 59 o/o   (très grands placards contonant jusqu'à 50 ou 60 él.)
Lymphocytes. 38
Polynucléaires 2
Eosinophiles. 1

c) Plèvre gauche, 25 août

Formule :

Lymphocytes. . . . . . . 69 o/o
Cellules endothéliales 26   (pas de placards)
Polynucléaires 5

OBSERVATION XIV

J.-M. M..., quarante-trois ans. Salle Saint-Augustin, n° 26. *Artério-sclérose. — Insuffisance mitrale. — Asystolie. — Dilatation du cœur droit. — Epanchement pleural gauche peu abondant.*

Antécédents personnels : Alcoolisme. Il y a cinq ans, fluxion de poitrine à gauche. Il y a deux ans, nouvelle fluxion de poitrine à droite. L'année dernière, bronchite assez grave et tenace. Pas d'hémoptysies. Le malade rentre pour essoufflement ayant débuté insidieusement et graduellement. Les jambes enflent par moment. Palpitations. Actuellement, dyspnée très forte avec signes de bronchite diffuse. Battements xyphoïdiens et dilatation du cœur droit sans insuffisance tricuspidienne. A la pointe, souffle systolique, difficilement perceptible les premiers jours.

Pas d'albumine. Hydrothorax gauche. Hypertension artérielle.
Inoculation au cobaye : Négative.

Terminaison. Le malade quite le service très amélioré par la digitale.

Examen du liquide pleural : Liquide teinté de sang. Culot abondant et sanglant.

Formule :

Lymphocytes . . . . 75 o/o

Cellules endothéliales 21   (avec placards de 3 à 6 el.)

Polynucléaires 4

Second groupe. — Formule congestive ou inflammatoire.

OBSERVATION XV

J.-B. Ch.,.., soixante-neuf ans. Salle Saint-Augustin, n° 5.

Artério-sclérose et athérome. — Aortite chronique. — Insuffisance aortique et mitrale — Néphrite interstitielle. — Infarctus pulmonaire droit. — Pleurésie droite.

Pas d'antécédents héréditaires ni personnels. Pas de rhumatisme. Rentre pour palpitations, oppression, œdèmes des membres inférieurs. Arythmie très marquée. Souffle systolique à la pointe. Albuminurie. Epanchement pleural à droite ; le liquide retiré est hémorragique. Cette pleurésie s'est annoncée par un point de côté léger et quelques crachats hémoptoïques.

Terminaison. — Mort. L'*autopsie* est venue confirmer et compléter le diagnostic. Le cœur est volumineux. Le péricarde contient un peu de liquide. Les orifices aortique et mitral sont insuffisants. Le myocarde est décoloré. Lésions athéromateuses sur l'aorte. Congestion du foie et du rein. On constate un gros *infarctus* pyramidal dans le lobe inférieur du poumon droit. Fausses membranes récentes de la plèvre au voisinage de l'infarctus.

Examen du liquide pleural. — Liquide hémorragique, très riche en éléments cellulaires. Culot abondant, rouge.

Numération des éléments par millimètre cube :

Globules rouges 18.375
Globules blancs 17.100

Formule :

Polynucléaires . . . . 94 à 96 o/o
Mononucléaires et lymphocytes. 3 à 4
Cellules endothéliales. 1

OBSERVATION XVI

Ant. Th... Salle B. Teissier, n° 16.

Cardiopathie mitro-aortique. — *Néphrite.* — *Urémie.* — *Anasarque.*— *Coma.* — *Epanchement hémorragique de la plèvre droite.*

A signaler, dans les antécédents, un rhumatisme ancien datant de dix ans. La malade rentre pour des troubles généraux liés à une cardiopathie. Souffle systolique à la pointe. Souffle diastolique à la base. Pouls dur et irrégulier. Albumine. Respiration de Cheyne-Stokes. Anasarque et épanchement pleural à droite ayant évolué insidieusement.

Terminaison. — Mort. L'*autopsie* démontre que les valvules mitrales et aortiques sont insuffisantes. Plaques athéromateuses sur l'aorte. Rein congestionné. La plèvre droite est recouverte de fausses membranes. Un gros *infarctus* pyramidal dans le lobe moyen du poumon droit et un petit *infarctus* triangulaire dans le lobe inférieur du même poumon.

Examen du liquide pleural. — Liquide hémorragique et très riche en éléments cellulaires. Nombreux globules rouges.

Formule :

Polynucléaires.. . . . . 33 o/o
Mononucléaires 44
Cellules endothéliales. 14
Lymphocytes 9

OBSERVATION XVII

G. Fr..., soixante-six ans. Salle Saint-Augustin, n° 40.

Néphrite interstitielle. — Insuffisance mitrale. — Léger épanchement à droite.

Pas d'antécédents héréditaires. Léger degré d'éthylisme. Actuellement, quelques troubles gastriques légers. Les artères sont flexueuses, le pouls tendu. Le cœur est hypertrophié. Bruit de galop. Souffle systolique à la pointe. Albuminurie discrète. Épanchement pleural à droite s'accompagnant de dyspnée, point de côté. Crachats hémoptoïques.

Terminaison. — Mort. L'*autopsie* est venue confirmer les lésions mitrales et rénales diagnostiquées. Au poumon droit, cicatrice d'un ancien *infarctus* assez volumineux. *Congestion marquée.*

Examen du liquide pleural. — Liquide *citrin* très riche en éléments cellulaires.

Numération par millimètre cube :

Globules rouges. 3.100
Globules blancs. 625
Cellules endothéliales. 150

Formule :

Polynucléaires . . . . 36 o/o
Mononucléaires 11
Lymphocytes 47
Cellules endothéliales, ... 6

OBSERVATION XVIII (Communiquée par M. Mollard).

F. F... Salle Sainte-Clotilde, n° 38.

Péricardite aiguë. — Symphyse du péricarde. — Épanchement pleural de la base droite.

Pas d'antécédents. L'affection actuelle date d'au moins trois mois. La malade est essoufflée et perd ses forces. Actuellement expectoration abondante. Au poumon, quelques râles d'œdème assez peu nombreux à la base droite. Cette base sonne moins bien que la gauche. Rien au sommet, pas d'hémoptysies. Au cœur, frottement net, intense, de temps variable, parfois post-systolique

Quelques jours après, on note la présence d'un épanchement assez volumineux à la base droite. Quelques crachats hémoptoïques, mais pas de points de côté. Sueurs abondantes. Au cœur, on note bientôt de l'arythmie avec embryocardie. Le frottement a disparu. Pas de souffle.

Terminaison : Mort par affaiblissement du cœur. L'*autopsie* montre une symphyse totale du péricarde. Le myocarde est dégénéré. Nombreux *infarctus* emboliques dans les lobes inférieurs des deux poumons.

Examen du liquide pleural : Liquide louche, brunâtre. Beaucoup de globules rouges.

Quelques globules blancs : Polynucléaires *prédominants ;* quelques cellules endothéliales. Quelques lymphocytes.

OBSERVATION XIX

J. G... cinquante-neuf ans. Salle Saint-Augustin, n° 2.

Artériosclérose et athérome. Cardiosclérose. Dilatation du cœur. Asystolie. Néphrite interstitielle. Léger épanchement pleural droit.

Pas d'antécédents. Il y a deux ans a été pris d'essoufflement qui depuis n'a fait que s'accentuer. Palpitations, œdème des membres inférieurs. Au poumon, on note des signes d'emphysème et de bronchite chronique. Expectoration muco-purulente. Cœur gros. Arythmie marquée. Au foyer aortique le second bruit est éclatant. Battement des jugulaires, reflux hépato-jugulaire marqué. Léger épanchement à droite s'accompagnant de point de côté, dyspnée ; mais pas de crachats hémoptoïques.

Inoculation au cobaye. Négative au point de vue de la tuberculose.

Terminaison: Mort. L'*autopsie* démontre que le cœur est gros et dilaté. Artériosclérose généralisée. Pas d'infarctus pulmonaire, mais de la *congestion* et de l'*engouement* aux deux bases.

Examen du liquide pleural: Liquide peu hémorragique, riche en éléments cellulaires. Les globules blancs sont plus abondants que les globules rouges.

Formule :

Polynucléaires.	82 o/o
Grands mononucléaires.	15
Lymphocytes	2
Cellules endothéliales	1

OBSERVATION XX

J. A... Salle Saint-Augustin, n° 6.

Goutte. — Albuminurie. — Néphrite chronique. — Urémie. — Epanchement pleural double, survenu dans le service.

Comme antécédents, ce malade présente du rhumatisme et a des attaques de goutte. Céphalée intense. Le cœur semble gros, mais pas de bruit de galop. Pouls tendu. Albumine en quantité assez notable dans les urines. Dyspnée venant par accès. Epanchement pleural double survenu brusquement pendant la nuit; a été précédé de frissons. Cet épanchement subit la transformation purulente à gauche entre la première et la seconde ponction.

Terminaison : Mort. L'autopsie montre des reins gros, durs et scléreux. Le foie est un peu scléreux. Pleurésie gauche enkystée avec fausses membranes épaisses : liquide louche, séro-purulent. Atélectasie du poumon gauche. *Congestion* intense de la base droite. Pas de traces de lésions tuberculeuses.

Examen du liquide pleural :

a) Ponction de la plèvre droite, le 12 mars, vingt-quatre heures après le début de l'épanchement.

Formule :

      Polynucléaires. . . . . 10 /oo

      Lymphocytes 56

      Cellules endothéliales 34

Inoculation au cobaye — Négative au point de vue de la tuberculose. *Séro-diagnostic* tuberculeux négatif même à 1/1.

b) Ponction de la plèvre gauche, le 3 avril 1902.

Formule :

      Polynucléaires . . . . 87 o/o

      Lymphocytes 10

      Cellules endothéliales 3

c). Nouvelle ponction à gauche, le 7 avril 1902.

Liquide séro-purulent.

Formule :

      Polynucléaires. . . . . 99 o/o

      Lymphocytes 1

3ᵐᵉ groupe — Formule mixte

OBSERVATION XXI

Gu... Salle Saint-Augustin, n° 26.

Diagnostic clinique. — Néphrite — Épanchement pleural
droit léger.

Terminaison : Mort. (opposition à l'autopsie).

Examen du liquide pleural. — Liquide riche en éléments
cellulaires.

Beaucoup de globules rouges.

Formule :

      Mononucléaires . . . . 48 o/o

      Lymphocytes 17

      Polynucléaires 13

      Cellules endothéliales 22

OBSERVATION XXII

El. Ch... Salle B. Teissier, n° 1.

Artério sclérose — Insuffisance mitrale. Myocardite. Epan·chement pleural double.

Pas d'antécédents héréditaires ni personnels capables d'expliquer son affection actuelle. Jamais de rhumatisme. Pas d'éthylisme. Rentre pour palpitations et essoufflement. Œdème des membres inférieurs. Foie gros et douloureux. Pas d'expectoration. Léger degré d'emphysème. Au sommet droit respiration rude.

A la percussion augmentation de la matité cardiaque. Bruits éclatants. Pouls petit et irrégulier. Tachycardie. Deux jours après sa rentrée, la tachycardie a diminué. Souffle systolique à la pointe. Des intermittences. Epanchement dans la plèvre gauche d'abord, puis dans la droite.

Terminaison: Mort. L'*autopsie* montre des plaques athéromateuses sur l'aorte — Insuffisance mitrale — Cirrhose hépathique Reins cardiaques — Anasarque. Pas de fausses membranes dans les deux plèvres. Pas *d'infarctus*. Quelques cicatrices très anciennes de tuberculose au sommet droit.

Examen du liquide pleural. a) première ponction: plèvre gauche, 2 janvier 1902. Liquide hémorragique, très riche en éléments cellulaires Beaucoup de globules rouges.

Formule :

Polynucléaires	40 o/o
Grands mononucléaires	27
Lymphocytes	13
Cellules endothéliales	20

b) Deuxième ponction: plèvre droite, 14 janvier 1902. Liquide séro-fibrineux, non hémorragique, riche en éléments cellulaires. Peu de globules rouges.

Formule :

Polynucléaires	55,5 o/o
Lymphocytes	11
Cellules endothéliales	33,5

c) Troisième ponction : plèvre droite, 27 février 1902. — Liquide clair, séro-fibrineux. Beaucoup de globules rouges.
Formule :

        Cellules endothéliales . . . . . 90,5 o/o
        Polynucléaires 6
        Petits mononucléaires. 1,5
        Lymphocytes. 2

d) Quatrième ponction : plèvre gauche, 24 mars 1902. — Liquide clair, séro-fibrineux.
Formule :

        Cellules endothéliales . . . . . 82 o/o
        Polynucléaires. 7,5
        Mononucléaires 4
        Lymphocytes 65

Inoculation des épanchements des deux côtés au cobaye. Négative au point de vue de la tuberculose.

Séro-diagnostic tuberculeux. — Douteux (P. Courmont).

OBSERVATION XXIII (Communiquée par M. Mouisset).

W... Salle Saint-Jean.

Diagnostic clinique. — Myocardite interstitielle subaiguë. Emphysème pulmonaire considérable. Pleurésie droite. Asystolie. Cyanose. Plus tard, épanchement dans la plèvre gauche, moins important et constaté seulement à l'autopsie. La pleurésie droite paraît avoir été la cause occasionnelle de l'asystolie.

Examen du liquide pleural (recueilli à l'autopsie).

a) Plèvre droite. — Liquide légèrement hémorragique.
Formule :

        Polynucléaires . . . . 17,7 o/o
        Grands mononucléaires 5,5
        Petits mononucléaires 10,4
        Lymphocytes 10,4
        Cellules endothéliales 56,5

b.) Plèvre gauche. — Liquide légèrement hémorragique.
Formule :

    Polynucléaires . . . .   6,4 o/o
    Petits mononucléaires   12,9
    Lymphocytes   6,4
    Cellules endothéliales   74,3

OBSERVATION XXIV

P. Du..., salle St-Augustin, n° 25.

Diagnostic clinique. —' Néphrite interstitielle. Urémie surtout dispnéique. Congestion pulmonaire légère. Épanchement pleural droit peu abondant.

Examen du liquide pleural. a.) le 5 août 1902. Liquide clair.

Formule : Cellules endothéliales . . . . . . 58 o/o   avec de volumineux placards.

    Lymphocytes   24
    Polynucléaires   18

b.) le 28 août 1902. — Liquide sanguinolent.
Formule :

    Cellules endothéliales. . . . . .   78 o/o
    Lymphocytes   12
    Polynucléaires   8
    Eosinophiles. . . . .   2 .

Les placards endothéliaux sont en voie de dissociation, mais persistent encore.

Inoculation au cobaye. — Négative au point de vue de la tuberculose.

OBSERVATION XXV

Lem.... Salle Saint-Augustin, n° 2.

Diagnostic clinique: Néphrite chronique. Épanchement périodique et pleural gauche.

Inoculation au cobaye : Négative au point de vue de la tuberculose.

Examen du liquide pleural : Liquide clair, citrin.

Formule ;

    Lymphocytes et mononucléaires . . 10 o/o

    Polynucléaires . . . . · . 7

    Éosinophiles 10

    Cellules endothéliales. 73

OBSERVATION XXVI

Ed. C....., Salle Saint-Augustin, n° 7.

Diagnostic clinique : Cardiopathie rhumatismale mitro-aortique. Asystolie. Épanchement pleural à droite.

Inoculation au cobaye. — Négative au point de vue de la tuberculose.

Terminaison : Mort. L'*autopsie* démontre l'insuffisance des orifices mitral et aortique. Foie et rein cardiaques. Épanchement ascitique légèrement chyliforme.

Examen du liquide pleural :

    Cellules endothéliales . . . . . 74 o/o (larges placards)

    Polynucléaires 12

    Lymphocytes et mononucléaires . . 14

CHAPITRE VI

INTERPRÉTATION PATHOGÉNIQUE DES RÉSULTATS. — DIAGNOSTIC CYTOLOGIQUE DES PLEURÉSIES CARDIAQUES ET BRIGHTIQUES

Nous venons d'étudier des formules cytologiques bien différentes dans les épanchements pleuraux des cardiaques et des brightiques. Il nous reste à nous demander quelle est la valeur diagnostique et la signification : 1° des divers éléments cellulaires considérés isolément ; 2° des diverses formules que nous avons observées.

Les éléments qui se trouvent signalés dans ces observations sont constants ou inconstants : dans les premiers, nous rangeons les cellules endothéliales, les lymphocytes et les polynucléaires, dans les seconds les grands et petits mononucléaires, les globules rouges, les éosinophiles. Nous allons examiner successivement chacun de ces éléments.

Cellules endothéliales. — Ces cellules sont très nombreuses, surtout dans la formule mécanique et dans la formule mixte. Elles proviennent naturellement de la desquamation de la séreuse pleurale. Dans les épanchements dits mécaniques des cardiaques et des brightiques, il n'y aurait pas d'agent infectieux venant irriter la plèvre. L'épanchement est dû à une simple augmentation de la tension sanguine. Dès lors, il est tout naturel de constater des actes purement mécaniques de transsudation et de desquamation : en transudant le liquide arrache et entraîne avec lui des lambeaux d'endothélium. C'est un phénomène passif. Une telle explication peut convenir aux pleurésies vraiment mécaniques. Mais nous avons vu que de tels épanchements sont plutôt rares, sinon exceptionnels. Nous trouvons dans la thèse de M. Ravaut une explication qui semble plus conforme que la précédente à la pathogénie de l'hydrothorax. Tout pour cet auteur résulte de l'état de la plèvre. Les pleuro-tuberculoses primitives ou secondaires, les pleurésies septiques, déterminent toujours des modifications pleurales plus ou moins étendues ; elles sont surtout caractérisées par la présence d'une néo-membrane fibrineuse, qui parfois s'organise et constitue une fausse membrane. La néo-membrane aussitôt formée empêche la desquamation endothéliale en bloquant pour ainsi-dire ces cellules et en empêchant ainsi leur chute. Dans les pleurésies dites mécaniques des cardiaques et des brightiques la plèvre est lisse, et on ne retrouve jamais de néo-membrane fibrineuse. Aussi, la présence du liquide qui s'est accumulé dans la plèvre, sous l'influence d'une légère inflammation, va irriter l'endothélium qui desquamera d'autant plus aisément qu'il n'est pas protégé. Voilà pourquoi nous retrouvons les cellules endothéliales en si grand nombre dans l'hydrothorax, tandis que dans la pleurésie par infarctus elles se trouvent considérablement diminuées.

Les cellules endothéliales ne sembleraient pas toujours jouer un rôle passif, ainsi qu'il ressort des dernières recherches de MM. Widal, Ravaut et Dopter. *(Soc. de Biol.*, 25 juillet 1902). Elles pourraient, elles aussi, lutter contre les éléments infectieux de même que les polynucléaires et les grands mononucléaires. Dans les pleurésies aseptiques des cardiaques et des brightiques elles sont soudées en placards ; elles persistent dans cet état jusqu'à ce qu'une cause inflammatoire soit intervenue. Alors, nous les voyons se transformer et s'isoler. Dans les pleurésies septiques, cette transformation est presque immédiate. La cellule ainsi isolée devient phagocytaire et peut englober des microbes et des éléments cellulaires. Cette fonction phagocytaire est une tentative de résistance de l'organisme vis-à-vis de l'infection et, point important, elle n'appartient qu'aux cellules isolées : elle est absente pour les cellules en placards ou même soudées deux à deux. Les cellules endothéliales sont plus particulièrement macrophages, en opposition avec les polynucléaires qui sont microphages et n'englobent que les agents microbiens. Les cellules endothéliales sont capables de digérer d'autres éléments cellulaires : globules rouges, lymphocytes, polynucléaires.

Ce rôle phagocytaire des cellules endothéliales a été nié par Sacquepée, *(Gaz. heb.* juillet 1902). Mais les recherches de MM. Widal. Ravaut et Dopter semblent démontrer l'inexactitude de cette assertion. Du reste, ce pouvoir phagocytaire n'est pas spécial aux cellules endothéliales de la plèvre. Metchnikoff a démontré que les cellules qui tapissent l'alvéole pulmonaire jouissent des mêmes propriétés. Werigo a prouvé que les cellules endothéliales des vaisseaux sanguins sont capables d'englober les microbes. Il semble donc que la cellule endothéliale soit capable de se différencier suivant le rôle qu'elle est appelée à jouer ; en placards, c'est la cellule conjonctive de revêtement; isolée, c'est le macrophage qui prend part à la défense contre l'infection.

Ce rôle des cellules endothéliales et les modifications qu'elles éprouvent nous rendent compte des aspects différents sous lesquels on les trouve : en placards dans la pleurésie aseptique des cardiaques et des brightiques où la lutte cellulaire est nulle, isolées dans les pleurésies septiques et tuberculeuses où l'organisme est obligé de réagir.

C'est peut-être pour cette raison que nous voyons prédominer les cellules endothéliales dans tous les épanchements d'origine mécanique, ou du moins dont l'inflammation est réduite au minimum.

Les cellules endothéliales peuvent-elles constituer un élément caractéristique de l'épanchement des cardiaques et des brightiques, comme le dit M. Ravaut dans sa thèse ? Nous ne le croyons pas. Et cela pour plusieurs raisons. Les cellules endothéliales n'ont une réelle valeur diagnostique qu'autant qu'on les constate en nombre suffisant pour constituer les éléments prédominants dans l'exsudat. Dans la plupart de nos observations, les cellules endothéliales l'emportent par le nombre sur les autres cellules. Mais il n'en est pas ainsi de toutes. Dans l'observation III, par exemple, nous n'en trouvons que 17 pour 100. Dans l'observation X, 2ᵉ ponction, il y a bien 5o pour 100 de cellules endothéliales, mais les lymphocytes atteignent presque le même nombre (47 pour 100). Dans l'observation XIV il y a 21 pour 100 de cellules endothéliales contre 75 pour 100 de lymphocytes. Enfin, ces cellules peuvent faire totalement défaut pour n'apparaître qu'ultérieurement (Obs. II). Il suffit de constater des exceptions à la règle pour ne l'admettre qu'avec réserve dans les cas douteux.

Mais il est une raison plus importante. Un auteur allemand, Wolf, dans un mémoire paru en février 1902 *(Berl. klin. Woch.)* cite des observations de pleurésies tuberculeuses où il a noté la présence de cellules endothéliales en assez grand nombre. MM. Barjon et Cade *(Soc. Med. des Hôp. de Lyon,* mars 1902.) ont vu, eux aussi, que dans les épanchements des tuberculeux, même dans le cas de pleuro-tuberculose primitive on pouvait trouver, surtout au début, des cellules endothéliales non seulement isolées et rares, mais encore nombreuses et réunies en placards. Notre ami, le Dr Plisson, publie dans sa thèse une observation de pleurésie manifestement tuberculeuse où le nombre des cellules endothéliales atteignait 60 pour 100. On a également signalé la présence de cellules endothéliales dans divers cas de pleurésies septiques, dans la pneumonie, notamment. Sicard et Monod ont observé, dans un cas de leucémie myélogène, un épanchement pleural contenant de nombreuses cellules endothéliales et dont la formule était manifestement analogue à celle de l'hydrothorax *(Soc. Méd. Hôp. Paris,* 1900).

En résumé, nous dirons que la cellule endothéliale présente une réelle valeur diagnostique, surtout lorsqu'elle constitue des placards plus ou moins volumineux ; elle doit faire songer à l'épanchement mécanique du cardiaque ou du brightique. Mais il ne faut pas oublier qu'elle peut exister ailleurs et ne pas trop se hâter de conclure.

Lymphocytes : L'origine de ces éléments qu'on rencontre souvent chez les cardiaques ou les brightiques a donné lieu à de nombreuses hypothèses. On peut diviser ces théories en deux groupes : les unes considèrent ces éléments comme venant du sang ou de la lymphe et sont des lymphocytes vrais. Les autres en font des pseudo-lymphocytes d'origines diverses.

A. — Nous citerons deux opinions sur la lymphocytose vraie. L'une, celle de Julliard, fait intervenir le traumatisme de la ponction. Des recherches qu'il a faites sur des hydrocèles, cet auteur généralise et conclut que la ponction, bien que menée aussi aseptiquement que possible, suffit par le traumatisme qu'elle produit pour entretenir une irritation très torpide de la séreuse pleurale, se traduisant par l'apparition de lymphocytes. On peut reprocher à Julliard d'avoir conclu trop facilement du particulier au général. Chaque séreuse a sa façon propre de réagir : en ce qui concerne la ponction notamment, il est prouvé que son influence, si manifeste sur les petites séreuses, comme la vaginale, reste sans effet sur les grandes séreuses, sur la plèvre en particulier. De plus, nous ferons remarquer que dans l'observation XIV, où il n'y a eu qu'une seule ponction, nous avons noté d'emblée 75 pour 100 de lymphocytes.

On a fait aussi du lymphocyte le témoin de toutes les irritations subaiguës de la plèvre. C'est un élément passif par opposition au polynucléaire qui serait un

élément actif. Toute exsudation séreuse entraîne avec
elle dans la plèvre des lymphocytes : ces derniers res-
teront avec les cellules endothéliales les seuls éléments,
à moins qu'une cause infectieuse ne provoque la diapédèse des cellules phagocytaires, c'est-à-dire des polynucléaires. Dans la formule mécanique, synonyme de
réaction torpide, les lymphocytes sont en nombre appréciable. Dans la formule inflammatoire, les lymphocytes font place aux polynucléaires.

B. — Pseudo-lymphocytose. Ici, nous nous retrouvons encore en présence de deux théories : celle de
Patella et celle de Wolff. Patella n'assimile pas les
lymphocytes des épanchements pleuraux aux lymphocytes du sang et de la lymphe.Ces pseudo-lymphocytes
ne seraient que des cellules endothéliales dont le cyto-
plasma aurait dégénéré.Ces éléments sont très difficiles
à différencier des lymphocytes vrais. On n'a pas la res-
source de mettre en évidence des granulations neutrophiles comme dans ceux qui sont issus des polynucléaires. La différenciation doit se faire par l'étude
minutieuse de la forme du noyau, de ses dimensions et
de sa réaction colorante. Ce noyau n'est pas régulière-
ment arrondi. Il est ordinairement allongé, ou quelquefois à pans aplatis polygonaux. Il est plus volumineux
que le noyau des vrais lymphocytes et il est entouré
d'une plus grande quantité de protoplasma. Enfin,
quand on colore par l'hématéine éosine ce noyau, au
lieu de prendre la teinte bleu-violette des lymphocytes,
il prend une teinte beaucoup plus rouge, et le protoplasma qui l'environne prend lui-même une teinte tout
à fait analogue, mais plus pâle.

L'observation X semblerait donner raison à Patella :
les lymphocytes montent entre deux ponctions de 29
pour 100 à 47 pour 100, tandis que les cellules endothéliales tombent de 70 pour 100 à 50 pour 100. Mais dans
l'observation II, les lymphocytes préexistent à l'apparition des cellules endothéliales.

Wolff fait dériver les lymphocytes des polynucléaires
de deux façons : par fragmentation du noyau ou par
tassement des polynucléaires. Ces pseudo-lymphocytes
sont plus irréguliers comme forme que les lymphocytes
vrais. Ils présentent une plus grande quantité de protoplasma dont les bords sont presque toujours frangés
et irréguliers. Enfin, en les colorant par le triacide,
suivant la méthode d'Ehrlich, on met en évidence
dans le protoplasma des granulations neutrophiles,
vestige des polynucléaires dont ils dérivent.

Cette opinion, en tout cas, ne saurait s'appliquer
aux pleurésies mécaniques, où les polynucléaires font
à peu près défaut. Pour les pleurésies inflammatoires,
aucune de nos observations ne semble favorable à cette
idée, quelques-unes sont nettement défavorables. Dans
l'observation XXII, nous notons bien d'une ponction
à l'autre une diminution des polynucléaires, mais les
lymphocytes au lieu d'augmenter diminuent dans des
proportions notables, ils tombent à 2 pour 100 (troisième ponction, plèvre droite). De même, dans l'observation XXIV, il y a diminution parallèle des polynucléaires et des lymphocytes.

Toutes ces opinions peuvent présenter une part de
vérité, et on ne saurait trancher une question aussi
délicate qu'après des examens très approfondis des

préparations. Il semble toutefois que la pseudo-lymphocytose se rencontre assez souvent chez les cardiaques, plus souvent que chez les tuberculeux où la lymphocytose vraie semble la règle. Néanmoins, dans les épanchements cardiaques, on peut voir diminuer soit les cellules endothéliales, soit les polynucléaires, sans pour cela voir augmenter le chiffre des lymphocytes. Tous ces éléments ne se détruisent donc pas toujours pour donner des pseudo-lymphocytes.

La réaction lymphocytaire si importante dans les pleurésies tuberculeuses perd sa valeur chez les cardiaques et les brightiques. Les lymphocytes ne semblent guère avoir ici de signification spéciale. Et, loin d'avoir une valeur diagnostique particulière, ils rendent parfois difficile, par leur prédominance, le diagnostic cytologique de ces épanchements.

Polynucléaires. — Ce sont des éléments essentiellement phagocytaires et leur présence est un indice de la réaction violente de l'organisme. Toute irritation des tissus entraîne une réaction de leur part. Les éléments qui réagissent le plus sont les leucocytes : ce sont eux, qui, mobiles, accourent au point irrité et viennent prendre part à sa défense. Mais la réaction est différente suivant l'agent provocateur. Il y a une sorte de sélection cellulaire, de spécificité réactionnelle : suivant les cas nous aurons des polynucléaires, des mononucléaires ou des lymphocytes. C'est par cette réaction lencocytaire contre un agent inflammatoire que peut s'expliquer la polynucléose des pleurésies par infarctus. La plèvre infectée réagit comme dans la pneumonie ou dans les autres infections. Plus rarement

l'infarctus agit par irritation purement mécanique.
Dans ce cas l'agent provocateur n'est plus un microbe,
mais un agent inanimé.

Julliard soutient que la présence dans un épanchement de telle ou telle variété de leucocytes est bien
plus en rapport avec la manière dont réagit la séreuse
qu'avec la cause qui a provoqué cette réaction. Cette
assertion contient une part de vérité. Le contenu
cellulaire d'un épanchement est le témoin direct de la
réaction opposée à l'agent irritant, quelle qu'en soit
la nature. Nous avons vu, en exposant les différentes
formules, qu'un épanchement dont la cause reste la
même peut changer de formule cytologique si son
degré d'acuité varie. Or, le polynucléaire est de tous
les leucocytes celui dont les propriétés bactéricides
sont les plus développées. Il n'est pas étonnant qu'on
le trouve partout où le processus morbide s'est aggravé;
l'organisme défaillant appelle à son aide celui des
leucocytes qui pourra le mieux le soutenir. La polynucléose des pleurésies par infarctus pourrait donc
s'expliquer par cette seconde hypothèse. Dans la
pleurésie mécanique où l'inflammation est réduite au
minimum, la lutte est à peu près nulle. Mais, si une
poussée congestive ou inflammatoire du poumon vient
se répercuter sur la plèvre, les polynucléaires se mon-
trent en abondance dans l'exsudat pleural. De même,
une pleurésie inflammatoire qui aura évolué avec len-
teur verra disparaître peu à peu ces mêmes polynucléaires, au fur et à mesure que l'infection diminuera
d'intensité.

Quelle est la valeur diagnostique des polynu-

cléaires? Ces éléments dans les épanchements pleuraux des cardiaques et des brightiques apparaissent
comme toujours liés à l'irritation de la séreuse consé-
cutive à une lésion congestive ou inflammatoire du
poumon. Malgré leur nombre parfois considérable,
ces épanchements ne prennent pas l'aspect purulent ;
ils restent séro-fibrineux et guérissent parfois rapidement. Ceci semble prouver, qu'en dehors des cas où
leur présence est commandée par une infection secondaire, ces éléments sont liés aux altérations sous-
jacentes du poumon, à la congestion ou à l'infarctus.
Il semble d'ailleurs que cette influence de la congestion
sur la polynucléose ne soit pas un fait spécial à la
plèvre. Widal et Lemierre *(Soc. méd. des hôp. de
Paris*, 1902), ont trouvé des polynucléaires en grand
nombre dans le liquide céphalo-rachidien des paraly-
tiques généraux au moment des poussées congestives
qui frappent l'axe cérébro-spinal de ces malades.

Grands mononucléaires. — Nous avons déjà insisté
sur leur ressemblance avec les cellules endothéliales
isolées : nous avons dit que leur distinction est souvent
impossible. Mais la ressemblance 'ne se borne pas
seulement à la forme, elle s'étend également à la fonction. Les mononucléaires, en effet, ont la propriété
d'englober et de digérer non seulement des bacilles,
mais encore d'autres éléments cellulaires. Or, nous
avons vu que les cellules endothéliales desquamées
et isolées ont des propriétés analogues et sont de véritables macrophages. Les grands mononucléaires au-
raient donc la même signification et la même valeur
que les cellules endothéliales. La puissance phagocy-

taire des grands mononucléaires est plus étendue que celle des polynucléaires qui sont microphages. Nous avons fait remarquer que, dans un certain nombre d'observations il y avait augmentation parallèle des grands mononucléaires et des polynucléaires. Comme le font remarquer MM. Barjon et Cade, cette constatation est intéressante en tant que confirmative **de** l'opinion récemment émise par Widal, Ravaut et Dopter sur la signification des grands mononucléaires et sur leur apparition aux dépens des placards endo-théliaux dans les cas où une poussée irritative quelconque, marquée par l'élévation du taux des polynucléaires, oblige l'organisme à faire entrer en ligne toutes ses ressources défensives.

Les autres éléments cellulaires observés chez les cardiaques et chez les brightiques jouent un rôle très secondaire, et nous ne saurions nous étendre sur eux ; il suffit simplement de savoir qu'on peut les trouver.

Il nous reste maintenant à envisager quelle est la valeur que l'on doit accorder aux divers modes de groupement des éléments cellulaires dont nous avons cherché à élucider la signification intrinsèque.

La première formule est caractérisée par la présence de cellules endothéliales en très grand nombre, avec quelques rares lymphocytes. On peut affirmer, si l'on retrouve une pareille formule, qu'il s'agit d'un épanchement, dit mécanique, dépendant d'une cardiopathie ou d'un mal de Bright. Il peut y avoir parfois confusion avec les épanchements tuberculeux ; ces derniers renferment dans quelques cas des cellules endothéliales : le plus souvent alors elles sont isolées, mais on peut en trouver en placards, comme dans les pleurésies cardiaques. Inversement, chez certains cardiaques avérés, la formule peut être à grande prédominance lymphocytaire. Dans ces conditions, le diagnostic cytologique peut être hésitant ; il faut avoir recours alors aux autres moyens d'éclaircissement que le laboratoire met à notre disposition, séro-diagnostic tuberculeux, inoculation. La cytologie est l'auxiliaire souvent précieux des autres procédés d'exploration, mais elle ne saurait constituer une méthode exclusive, surtout dans les cas douteux. Dans l'observation XIV, le malade avait un passé pulmonaire très accusé : il avait eu plusieurs fluxions de poitrine, il toussait et présentait à l'auscultation des signes de bronchite diffuse. La ponction donna un liquide où les lymphocytes prédominaient d'une façon notable (75 pour 100). Devant une pareille formule, il semble qu'on se fût trouvé en présence d'un épanchement tuberculeux. Toutefois, l'auscultation soigneuse du cœur fit reconnaître un souffle mitral-organique qui avait passé inaperçu les premiers jours. Ce n'était pas néanmoins une présomption contre la tuberculose, car les lésions mitrales à étiologie obscure peuvent dépendre d'une bacillose plus ou moins atténuée, et les cardiopathies organiques ne sont pas à l'abri des manifestations pleuro-pulmonaires, malgré la loi de Rokitansky. L'inoculation au cobaye seule a permis de trancher la difficulté. Elle a démontré que la tuberculose n'était pas en cause et que l'épanchement, malgré sa formule lymphocytaire, était d'origine cardiaque.

A côté de cette première formule, nous avons noté

une formule caractérisée par l'association des cellules endothéliales avec les lymphocytes et les polynucléaires. Nous avons insisté sur l'importance de cette formule : sans aller jusqu'à dire qu'elle est absolument pathognomonique des épanchements pleuraux des cardiaques et des brightiques, nous ne saurions trop répéter que c'est elle que l'on rencontre le plus souvent dans pareil cas. La tuberculose simule rarement une telle formule ; néanmoins, nous savons que les cellules endothéliales et aussi les polynucléaires peuvent se rencontrer dans les épanchements initiaux de la tuberculose.

La troisième formule est celle des pleurésies par congestion ou par infarctus. Elle est caractérisée par une polynucléose plus ou moins abondante suivant l'étendue de la lésion du parenchyme pulmonaire sousjacent. L'abondance des polynucléaires peut quelquefois faire songer à une infection de la plèvre ; néanmoins, on n'a jamais constaté de microbes dans ces épanchements. Ces seuls faits ne sont pas suffisants pour éliminer complètement leur intervention et, comme le propose M. Ravaut, on pourrait donner à ces pleurésies le nom de pleurésies *en apparence* aseptiques.

Tels sont les faits essentiels auxquels aboutissent les différentes analyses cytologiques pratiquées chez des cardiaques ou des brightiques.

La schématisation en trois formules est peut-être un peu artificielle : il est souvent difficile de classer un épanchement dans telle ou telle classe. Néanmoins, une pareille division facilite les recherches et nous pouvons dire que chaque groupe de formule, s'il ne contient pas toute la vérité, présente du moins des garanties suffisantes pour permettre d'éclaircir un diagnostic hésitant.

RÉSUMÉ

———

Que sommes-nous en droit de conclure d'après tout ce qui précède ? Nous pourrons dire tout d'abord que le cyto-diagnostic s'affirme de plus en plus comme une méthode précise et, bien qu'elle contienne encore toutes les imperfections et les hésitations d'une méthode qui est encore trop récente pour pouvoir atteindre la sûreté presque absolue, il n'en est pas moins vrai qu'elle est basée sur des principes rigoureux et scientifiques.

Au point de vue qui nous occupe, nous dirons que ces connaissances peuvent être fort utiles en clinique. Tout d'abord, en nous permettant d'opposer la pleurésie cardiaque aux autres pleurésies. L'hémoptysie n'est pas rare chez le cardiaque. Survienne un épanchement pleural chez un pareil malade, le cyto-diagnostic dira que la tuberculose n'est pas en jeu. Il en est de même chez les brightiques, le mal de Bright prédisposant aux hémoptysies, comme à toutes les hémorragies, et pouvant simuler ainsi la tuberculose, lorsque les accidents urémiques ne se sont pas déclarés. Et nous avons vu combien les pleurésies étaient fréquentes chez ces malades.

Mais il est autre chose que nous sommes en droit de

demander au cyto-diagnostic : l'état du poumon sous-
jacent à l'épanchement. Sans doute il existe des signes
cliniques qui nous permettent parfois de poser un diagnostic, mais combien de fois ces symptômes sont va-
gues ou même font défaut. Le point de côté, la dyspnée,
les crachats hémoptoïques nous font songer à la possibilité d'un infarctus. Mais fréquents sont les cas où l'on
est condamné à douter, parce qu'on n'a pas de signes
suffisamment probants pour conclure. Le cyto-diagnostic
permettra de lever ces doutes d'une façon à peu près
certaine. Et cela présente un intérêt pratique des plus
grands. Au point de vue du traitement d'abord :
l'épanchement mécanique relevant des médicaments
cardio-vasculaires, la pleurésie par infarctus du traitement de toutes les pleurésies inflammatoires ; au
point de vue du pronostic ensuite : l'hydrothorax est
grave parce qu'il apparaît dans la période d'asystolie
et qu'il indique que vont se dérouler les manifestations cliniques de l'asthénie cardio-vasculaire ; la pleurésie, elle, n'implique aucune supposition fâcheuse
concernant l'état du cœur.

Les indications du cyto-diagnostic peuvent donc
être précieuses chez certains cardiaques dont les infarctus restent pour ainsi dire latents et ne se révèlent
par aucun symptôme clinique. L'examen cytologique
peut servir à éclaircir un diagnostic douteux. Cet
examen n'est pas tout, mais il apporte de grandes pré-
cisions si on l'ajoute aux signes cliniques observés.
Les renseignements fournis par la cytologie devront
être contrôlés par les résultats de l'examen clinique et
aussi par l'inoculation. La cytologie n'est pas un pro-

cédé infaillible de diagnostic mais, dans l'état actuel de nos connaissances, c'est une preuve qui n'est pas à dédaigner, c'est un élément précieux qui tend à enrichir le faisceau de preuves sur lequel le clinicien est tenu de s'appuyer.

CONCLUSIONS

I. Le cyto-diagnostic permet de différencier les pleurésies d'origine cardiaque ou brightique des autres pleurésies.

II. En face d'un épanchement pleural survenu chez un cardiaque ou un brightique, on peut diagnostiquer par l'analyse cytologique s'il est d'origine mécanique ou d'origine inflammatoire.

III. Les pleurésies dites, peut-être à tort, mécaniques, sont pauvres en éléments cellulaires : elles contiennent de nombreuses cellules endothéliales, le plus souvent réunies en placards. Les lymphocytes sont en nombre variable. Peu ou pas de polynucléaires.

IV. Les pleurésies dues à la congestion ou à un infarctus sont riches en éléments cellulaires. Les polynucléaires prédominent. La polynucléose discrète indique une congestion pulmonaire elle-même discrète. L'abondance des polynucléaires est en rapport avec l'existence d'un infarctus pulmonaire soit circonscrit, soit diffus.

V. Il est une troisième formule intermédiaire aux deux

précédentes : cette formule mixte renferme des cellules endothéliales, des lymphocytes et des polynucléaires. On la rencontre très souvent. Elle indique l'origine cardiaque ou brightique de l'épanchement. Elle marque probablement une phase de transition au cours de l'évolution de la cardiopathie.

VI. Il ne faut pas se hâter de conclure d'après uue seule analyse cytologique. La formule peut varier d'un jour à l'autre, surtout en ce qui concerne les polynucléaires.

VII. Le cyto-diagnostic ne fait que confirmer l'examen clinique : c'est un procédé qui vient s'ajouter aux autres procédés de laboratoire. On ne saurait en faire une méthode exclusive.

BIBLIOGRAPHIE

Barié, Les épanchements pleuraux chez les cardiaques *(Semaine médicale*, 22 janvier 1902).

Barjon et Cade, Formule cytologique spéciale des pleurésies par infarctus chez les cardiaques *(Soc. biol*, 22 juin 1901).

— Formule cytologique spéciale des pleurésies par infarctus chez les cardiaques *(Province médicale*, 6 juillet 1901).

— Examen cytologique des épanchements pleuraux *(Lyon médical*, 11 août 1901).

— Sur l'interprétation de la formule cytologique des épanchements d'après plus de 100 examens *(Soc. méd. des hôp. de Lyon*, 7 mars 1902).

— Contribution à l'étude cytologique des épanchements pleuraux des brightiques et des cardiaques *(Archives générales de médecine*, octobre 1902).

Chévrant, thèse de Lyon 1902.

P. Courmont, Résultats comparés du cyto-diagnostic et du séro-diagnostic tuberculeux dans les épanchements des séreuses *(Bull. de la Soc. méd. des hôp. de Lyon*, 14 mars 1902).

Descos, Applications chimiques du cyto-diagnostic des épanchements des séreuses *(Rev. de médecine*, septembre et octobre 1902).

Dieulafoy, Comment savoir si une pleurésie séro-fibrineuse est ou non tuberculeuse *(Semaine médicale*, 10 novembre 1901).

Dopter et Tanton, Note sur l'examen cytologique des épanchements de diverses séreuses *(Soc. méd. des hôp. de Paris*, 12 juillet 1901).

Julliard, De l'utilisation clinique de la cytologie, de la cryoscopie et de l'hématolyse dans les épanchements de quelques séreuses chirurgicales *(Rev. de chirurgie*, février 1902).

Milian, Le cyto-diagnostic de Widal et Ravaut *(Presse médicale*, 24 avril 1901.)

Patella, Sur le cyto-diagnostic des exsudats tuberculeux des séreuses et sur la provenance et la signification des soi-disants lymphocytes de ces exsudats *(Journal de physiologie et de path. générale*, 15 mars 1902.)

Plisson, thèse de Lyon, 1902.

Ravaut, Le diagnostic de la nature des épanchements séro-fibrineux de la plèvre. Cyto-diagnostic (thèse, Paris 1901).

Sicard et Monod, Epanchement pleurétique avec formule histologique au cours de la leucémie myélogène *(Soc. Méd. Hôp.* Paris, 7 décembre 1900.)

Werigo, Les globules blancs comme protecteurs du sang *(Annales de l'Institut Pasteur*, 1892, p. 478).

Widal et Ravaut, Applications cliniques de l'étude histologique des épanchements séro-fibrineux de la plèvre *(Soc. Biol,* 30 juin 1900).

Recherches histologiques sur le liquide des pleurésies expérimentales *(Soc. Biol.* 22 décembre 1900).

Widal, Ravaut et Dopter, Sur l'évolution et le rôle phagocytaire de la cellule endothéliale dans les épanchements des séreuses *(Soc. Biol.* 25 juillet 1902).

Widal et Lemierre, Cytologie du liquide céphalo-rachidien au cours des poussées congestives de la paralysie générale *(Soc. Méd. Hôp.* Paris, 4 juillet 1902).

Wolff, *Berl. klin. Wochens.*, 4 février 1902.

Lyon. — Imp. A. Rey, 4, rue Gentil. 31675